Enfermería

endocrinológica

La guía completa

ALEXANDRE CAREWELL

Índice

« *La delicada danza de las hormonas orquesta la sinfonía del cuerpo; la endocrinología es el director de orquesta.* »

Prefacio

LA IMPORTANCIA DE LA ENDOCRINOLOGÍA Y SU IMPACTO SOBRE LA SALUD EN GENERAL.

La endocrinología, a menudo descrita como el estudio de los mensajeros químicos del cuerpo, las hormonas, desempeña un papel vital en la comprensión de la salud humana. De hecho, esta disciplina médica va más allá de los simples mecanismos biológicos y afecta a casi todos los aspectos de nuestro bienestar físico, emocional e incluso mental.

Si tenemos en cuenta la complejidad de nuestro organismo, enseguida nos damos cuenta de que incluso la más mínima alteración de una hormona puede tener un efecto en cascada, alterando el delicado equilibrio de nuestro cuerpo. Por ejemplo, las hormonas tiroideas, producidas en cantidades minúsculas, tienen una influencia considerable en nuestro metabolismo, nuestra energía e incluso nuestro estado de ánimo. Del mismo modo, la insulina, la hormona pancreática, desempeña un papel fundamental en la regulación de los niveles de azúcar en sangre, y cualquier anomalía en su secreción o funcionamiento puede provocar diabetes, una enfermedad con importantes implicaciones sistémicas.

Pero más allá de estas interacciones fisiológicas, la endocrinología también tiene un impacto social y global. Tomemos, por ejemplo, la actual epidemia de diabetes y obesidad. Estas patologías, influidas en gran medida por nuestro estilo de vida moderno y el medio ambiente, se han convertido en importantes problemas de salud pública, que implican no sólo cuestiones médicas, sino también económicas, sociales y éticas.

La endocrinología, en su búsqueda por comprender y tratar los desequilibrios hormonales, tiene el potencial de mejorar la calidad de vida de miles de millones de personas. Ya sea a través del tratamiento de los trastornos del crecimiento en niños, la disfunción tiroidea, los retos de la menopausia o incluso temas más recientes y delicados como el tratamiento endocrino de las personas transgénero, esta especialidad abarca una diversidad de temas que refleja su centralidad en el vasto mundo de la medicina.

La endocrinología es algo más que el estudio de las glándulas y sus secreciones. Representa un puente entre la biología fundamental y la medicina clínica, entre el individuo y su comunidad, y entre el presente y los retos del mañana. Reconocer la importancia de la endocrinología significa comprender que nuestro bienestar está intrínsecamente ligado a este sutil equilibrio hormonal que, como un director de orquesta invisible, dirige la compleja sinfonía de nuestro cuerpo.

Capítulo 1

INTRODUCCIÓN A LA ENDOCRINOLOGÍA

¿Qué es la endocrinología?

La endocrinología es una rama especializada de la medicina que estudia las glándulas endocrinas, la producción y función de las hormonas y las enfermedades y trastornos asociados a ellas. Las hormonas son mensajeros químicos esenciales que circulan por el torrente sanguíneo y regulan muchas de las funciones vitales del organismo, desde el crecimiento y el desarrollo hasta la forma en que utilizamos la energía y el funcionamiento de nuestros órganos reproductores.

Las glándulas endocrinas son, entre otras, el tiroides, la paratiroides, el páncreas, los ovarios, los testículos, las glándulas suprarrenales, la hipófisis y el hipotálamo. A diferencia de las glándulas exocrinas, que liberan sus secreciones fuera del cuerpo (como las glándulas sudoríparas o salivales), las glándulas endocrinas liberan sus hormonas directamente en el torrente sanguíneo.

La endocrinología abarca una amplia gama de enfermedades. Las más frecuentes son la diabetes (alteración de la regulación de la insulina), los trastornos tiroideos (como el hipertiroidismo o el hipotiroidismo), la osteoporosis (que afecta a la densidad ósea) y los desequilibrios hormonales relacionados con la reproducción o el crecimiento.

Por su propia naturaleza, la endocrinología es una disciplina altamente integradora, ya que las hormonas influyen en casi todos los órganos y células del cuerpo. Por lo tanto, los endocrinólogos, como especialistas en este campo, desempeñan un papel clave en el diagnóstico, el tratamiento y la gestión de los trastornos hormonales para garantizar el funcionamiento óptimo del sistema endocrino y, por extensión, el bienestar general del individuo.

Las glándulas endocrinas y sus funciones.

Las glándulas endocrinas desempeñan un papel fundamental en la regulación de diversas funciones corporales. Segregan hormonas directamente al torrente sanguíneo, que luego son transportadas a diversos órganos y tejidos para ejercer sus efectos específicos. He aquí una lista de las principales glándulas endocrinas y sus funciones asociadas:

- Glándula pituitaria :
    - Situada en la base del cerebro, suele describirse como la "glándula maestra" porque produce numerosas hormonas que regulan otras glándulas endocrinas.
    - Secreta la hormona del crecimiento (GH), prolactina, hormonas tirotrópicas (TSH), corticotropinas (ACTH), gonadotropinas (LH y FSH) y vasopresina, entre otras.
- Hipotálamo :
    - Aunque forma parte del cerebro, desempeña un papel crucial en el sistema endocrino al regular la hipófisis mediante la liberación o inhibición de hormonas.
- Glándulas tiroides :
    - Situadas en el cuello, producen hormonas tiroideas (T3 y T4) que regulan el metabolismo, el crecimiento y el desarrollo.
- Glándulas paratiroides :
    - Suelen ser cuatro, situadas detrás de la glándula tiroides. Producen la hormona paratiroidea (PTH), que regula el calcio y el fosfato en la sangre.
- Glándulas suprarrenales :
    - Situadas encima de cada riñón, producen hormonas como el cortisol, la aldosterona y los

andrógenos. Estas hormonas contribuyen a regular el metabolismo, la respuesta al estrés, el equilibrio electrolítico y diversas funciones sexuales.

- Páncreas :
  - Es a la vez una glándula endocrina y exocrina. Su función endocrina la desempeñan los islotes de Langerhans, que producen insulina (regula los niveles de glucosa en sangre) y glucagón (aumenta los niveles de glucosa en sangre).
- Ovarios (en mujeres) :
  - Producen estrógenos, progesterona y pequeñas cantidades de andrógenos. Estas hormonas regulan el ciclo menstrual, la reproducción y ciertos caracteres sexuales secundarios.
- Testículos (en los hombres) :
  - Producen testosterona, que regula la espermatogénesis y los caracteres sexuales masculinos.
- Glándula pineal :
  - Situado en el cerebro, segrega melatonina, que regula los ritmos circadianos e interviene en los ciclos del sueño.

Estas glándulas y sus respectivas hormonas colaboran estrechamente para mantener la homeostasis en el organismo. El más mínimo desequilibrio puede tener importantes repercusiones en la salud, lo que subraya la importancia del sistema endocrino.

Enfermedades y afecciones comunes.

El sistema endocrino, esencial para la regulación de muchas funciones corporales, está sujeto a diversas enfermedades y trastornos. Estos trastornos pueden deberse a una producción excesiva o insuficiente de hormonas, o a una respuesta deficiente de los órganos diana a estas hormonas. He aquí algunas de las enfermedades y trastornos endocrinos más comunes:

- Diabetes :
    - **Diabetes de tipo 1**: El sistema inmunitario ataca y destruye las células β de los islotes de Langerhans del páncreas, lo que provoca una falta de producción de insulina.
    - **Diabetes de tipo 2**: el organismo no utiliza correctamente la insulina producida por el páncreas, lo que provoca resistencia a la insulina.
- Trastornos tiroideos :
    - **Hipotiroidismo**: La glándula tiroides no produce suficiente hormona tiroidea, lo que provoca una ralentización del metabolismo.
    - **Hipertiroidismo**: Producción excesiva de hormonas tiroideas, a menudo debida a la enfermedad de Graves.
    - **Bocio** : Aumento anormal del tamaño de la glándula tiroides.
    - **Nódulos tiroideos**: Pequeños crecimientos o lesiones en la glándula tiroides.
    - Cáncer de tiroides.
- Trastornos de la glándula paratiroides :
    - **Hiperparatiroidismo:** producción excesiva de hormona paratiroidea, a menudo debida a un tumor.
    - **Hipoparatiroidismo**: Producción insuficiente de PTH.
- Trastornos de las glándulas suprarrenales :
    - **Enfermedad de Cushing**: Producción excesiva de cortisol.

- **Enfermedad de Addison**: Producción insuficiente de cortisol y aldosterona.
- **Hiperaldosteronismo primario**: exceso de aldosterona que provoca un aumento de la tensión arterial.
- **Feocromocitoma**: tumor poco frecuente de las glándulas suprarrenales que produce demasiadas catecolaminas.
- Trastornos hipofisarios :
  - **Acromegalia**: Producción excesiva de la hormona del crecimiento en adultos.
  - **Adenoma hipofisario**: tumor benigno de la hipófisis.
  - **Hipopituitarismo**: Producción insuficiente de una o más hormonas hipofisarias.
- Trastornos de la reproducción :
  - **Síndrome de ovario poliquístico (SOP)**: desequilibrio hormonal de la mujer que provoca problemas ováricos.
  - **Hipogonadismo**: Producción insuficiente de testosterona en el hombre o de estrógenos en la mujer.
  - **Ginecomastia:** Desarrollo anormal de tejido mamario en los hombres.
- Trastornos metabólicos :
  - **Osteoporosis**: pérdida de densidad ósea, a menudo relacionada con una reducción de la producción de estrógenos en las mujeres posmenopáusicas.
- **Tumores endocrinos**: Aunque poco frecuentes, pueden afectar a cualquier glándula endocrina.

Cada una de estas enfermedades y afecciones puede presentar diversos síntomas y requiere un tratamiento específico. La detección precoz y la intervención adecuada son esenciales para prevenir complicaciones y garantizar una calidad de vida óptima a los pacientes.

La importancia del papel de la enfermera en endocrinología.

La enfermera de endocrinología desempeña un papel fundamental en el cuidado de los pacientes con trastornos endocrinos. Su papel va mucho más allá de los cuidados tradicionales de enfermería, ya que la endocrinología es una especialidad compleja y multidimensional. La importancia de la enfermería en este contexto se puede explorar desde varios ángulos:

- **Educación del paciente**: Las enfermedades endocrinas, como la diabetes o los trastornos tiroideos, suelen requerir una gestión diaria y un buen conocimiento de la enfermedad. Los enfermeros suelen estar al frente de la educación de los pacientes sobre su enfermedad, cómo administrar su medicación, vigilar sus síntomas y reconocer los signos de alerta de posibles complicaciones.
- **Gestión del tratamiento**: Ya sea administrando insulina a un paciente diabético o controlando los niveles hormonales de alguien sometido a tratamiento de tiroides, la enfermera es esencial para garantizar que los medicamentos se administran correctamente y que los pacientes están seguros.
- **Función de enlace**: La enfermera de endocrinología suele actuar como enlace entre el paciente y el endocrinólogo. Recoge datos, observa la evolución de los síntomas y transmite esta información, desempeñando así un papel esencial en la estrategia terapéutica global.
- **Apoyo psicológico**: Las enfermedades endocrinas pueden tener repercusiones psicológicas. La diabetes, por ejemplo, puede afectar al estado de ánimo y a la calidad de vida. Los enfermeros suelen ser los profesionales sanitarios más cercanos a los pacientes, que ofrecen apoyo, escucha y

asesoramiento para gestionar los aspectos emocionales de los trastornos endocrinos.

- **Seguimiento continuo**: Los avances en el campo de la endocrinología son constantes. Los enfermeros deben mantenerse al día de las últimas investigaciones, técnicas de administración y recomendaciones de cuidados para ofrecer la mejor atención posible.
- **Promoción de la salud**: como parte de la prevención, sobre todo de enfermedades como la diabetes de tipo 2, las enfermeras desempeñan un papel clave en la concienciación sobre la importancia de un estilo de vida saludable, promoviendo una dieta equilibrada, la actividad física regular y las revisiones médicas periódicas.
- **Urgencias endocrinas**: tanto si se trata de una crisis tirotóxica como de una hipoglucemia grave, la enfermera suele ser la primera en responder, con las competencias y la formación necesarias para estabilizar al paciente y evitar complicaciones graves.

La enfermera de endocrinología está en el centro de la atención al paciente, combinando habilidades técnicas, conocimientos profundos y un enfoque centrado en el paciente. Esta combinación única las convierte en una parte indispensable del equipo de atención endocrinológica.

Capítulo 2

LA REALIDAD COTIDIANA EN EL SERVICIO DE ENDOCRINOLOGÍA

Estructura y organización del servicio.

La estructura y organización de un servicio de endocrinología están diseñadas para satisfacer las necesidades específicas de los pacientes con trastornos endocrinos. A continuación se presenta un esquema de cómo podría estructurarse y organizarse un servicio de este tipo:

- Unidades de atención especializada :
  - **Unidad de diabetes**: Para el cuidado específico de pacientes diabéticos, con equipos específicos como bombas de insulina, monitores continuos de glucosa, etc.
  - **Unidad tiroidea**: Para pacientes con trastornos tiroideos.
  - **Glándula suprarrenal y unidad pituitaria**: Para trastornos más raros pero igualmente importantes.
  - **Unidad de metabolismo óseo**: para tratar enfermedades como la osteoporosis.
  - **Unidad de reproducción**: tratamiento de los trastornos reproductivos relacionados con desequilibrios hormonales.
- Salas de consulta :
  - Donde los endocrinos se reúnen con los pacientes para consultas de seguimiento, exámenes iniciales y evaluaciones continuas.
- Laboratorio de endocrinología :
  - Imprescindible para análisis hormonales y otras pruebas relacionadas.
- Área educativa :
  - Una sala dedicada a la formación de los pacientes, por ejemplo sobre el control de la diabetes, la autoadministración de inyecciones, etc.

- Farmacia integrada :
    - Proporcionar a los pacientes todos los medicamentos específicos que necesitan, como hormonas, insulina, etc.
- Áreas administrativas :
    - Oficinas para el personal de coordinación de cuidados, gestores de casos, etc.
- Zona de investigación y desarrollo :
    - Algunos grandes departamentos de endocrinología pueden tener una unidad de investigación para estudiar nuevas terapias o métodos de tratamiento o para participar en ensayos clínicos.
- Personal :
    - **Endocrinólogos**: médicos especializados en endocrinología.
    - **Enfermeras especializadas**: formadas específicamente en endocrinología.
    - **Dietistas**: Imprescindible para controlar la diabetes y otros trastornos.
    - **Educadores en diabetes**: para formar a los pacientes en el control de la diabetes.
    - **Psicólogos o consejeros**: para ayudar a los pacientes a afrontar los retos emocionales de los trastornos endocrinos.
    - **Auxiliares médicos**: Para ayudar en consultas y procedimientos.
    - **Personal de laboratorio**: Para realizar y analizar las pruebas.
- Tecnología y equipos :
    - A la vanguardia de la vigilancia, el diagnóstico y el tratamiento de las enfermedades endocrinas.
- Coordinación asistencial :
- Un sistema eficaz de seguimiento de citas, tratamientos, planes de cuidados y comunicación entre profesionales sanitarios.

La eficacia de un servicio de endocrinología se basa en una organización fluida, en la que cada elemento trabaja en sinergia para ofrecer una atención holística al paciente. La colaboración interdisciplinar está en el centro de esta dinámica, garantizando que se tengan en cuenta todos los aspectos de la salud del paciente.

Interacción con los pacientes : contactos iniciales.

La interacción con los pacientes, especialmente durante los contactos iniciales, es un momento esencial que da forma a la relación terapéutica y establece un clima de confianza. Cuando un paciente cruza la puerta de un servicio de endocrinología por primera vez, suele estar lleno de aprensión, preguntas y sentimientos encontrados, que van de la esperanza a la ansiedad. Es en ese preciso momento cuando se revela en toda su dimensión la importancia del contacto humano.

Como profesional sanitario, acoger a un paciente significa ante todo reconocer su singularidad, su historia y los problemas que rodean su tratamiento médico. Significa saludarle con calidez, ofrecerle una sonrisa tranquilizadora, invitarle a expresarse libremente y escuchar atentamente sus palabras. Este primer encuentro es una delicada danza en la que la habilidad clínica se mezcla con la empatía, en la que cada pregunta que se formula tiene como objetivo comprender no sólo el trastorno endocrino en cuestión, sino también el impacto emocional, social y psicológico que tiene.

Por lo general, la conversación continúa con un repaso minucioso de la historia clínica del paciente, sus síntomas actuales y sus expectativas, todo ello envuelto en un lenguaje claro y comprensible. Al mismo tiempo, la escucha activa desempeña un papel crucial, ya que nos permite no sólo detectar lo que no se ha dicho, sino también identificar cualquier preocupación o temor que pueda estar acechando en el fondo.

Este primer contacto es también una oportunidad para compartir información, explicar las próximas etapas de la atención al paciente y tranquilizarle sobre la calidad de los cuidados que se le dispensarán. Es un momento de intercambio en el que cada parte llega a conocer a la otra, tejiendo los primeros hilos de lo que promete ser una colaboración estrecha y fructífera.

Los primeros contactos con los pacientes de endocrinología son mucho más que una mera formalidad médica. Son el preludio de una relación terapéutica basada en la confianza, la benevolencia y el respeto mutuo, pilares esenciales para navegar juntos hacia la recuperación.

Manejo de las urgencias endocrinas.

El manejo de las urgencias endocrinas es un aspecto crucial de la medicina endocrina, que requiere una intervención rápida, precisión diagnóstica y pericia terapéutica. Estas urgencias son situaciones en las que un desequilibrio hormonal o una complicación de un trastorno endocrino amenazan la salud o la vida del paciente y requieren un tratamiento inmediato.

Cuando un paciente llega a urgencias con un cuadro clínico que sugiere una crisis endocrina, el primer paso es una evaluación rápida pero exhaustiva de su estado. Esto suele implicar un breve interrogatorio para conocer los antecedentes recientes, incluido el uso de medicación, el inicio de los síntomas y otros posibles desencadenantes. Al mismo tiempo, se realiza una evaluación vital para comprobar parámetros como la tensión arterial, la frecuencia cardiaca, la temperatura y la saturación de oxígeno.

Entre las urgencias endocrinas más frecuentes se encuentra la crisis suprarrenal aguda, a menudo relacionada con una insuficiencia suprarrenal no tratada, que se manifiesta por debilidad grave, hipotensión y alteración del estado mental. También existe la crisis tirotóxica o tormenta tiroidea, que es una exacerbación grave del hipertiroidismo. El coma hipoglucémico, generalmente en pacientes diabéticos, en los que una caída drástica de los niveles de azúcar en sangre puede provocar la pérdida de conciencia, es otra urgencia frecuente. Y, por supuesto, no hay que olvidar el coma hiperosmolar y la cetoacidosis diabética, dos complicaciones graves de la diabetes mal controlada.

Una vez realizado o sospechado el diagnóstico, el tratamiento debe iniciarse sin demora. En la mayoría de estas emergencias, el tiempo es esencial y cada minuto cuenta. Las intervenciones pueden ir desde la simple administración de glucosa intravenosa para la hipoglucemia hasta tratamientos más complejos, como corticosteroides para una crisis suprarrenal o terapia de enfriamiento para una tormenta tiroidea.

Tras la estabilización inicial del paciente, se llevan a cabo más investigaciones para determinar la causa subyacente de la urgencia. Esto puede incluir una serie de pruebas de laboratorio, imágenes médicas y, a veces, una consulta con un endocrinólogo especialista.
La gestión de las urgencias endocrinas es un delicado equilibrio entre la actuación rápida, la competencia clínica y la atención integral al paciente. La capacidad de actuar con eficacia y tomar las decisiones correctas en estas situaciones de estrés refleja no sólo la habilidad del clínico,

sino también la profundidad y complejidad de la endocrinología como especialidad médica.

Las especificidades del trabajo nocturno.

El trabajo nocturno en la profesión médica, y más ampliamente en muchos campos, tiene características únicas que lo distinguen del trabajo diurno. Trabajar cuando la mayor parte del mundo duerme ofrece una perspectiva distinta, con sus propios retos y recompensas.

1. Alteración del ritmo circadiano :
Una de las mayores dificultades de trabajar de noche es la alteración del ritmo circadiano. Nuestro reloj biológico está programado para estar despierto durante el día y dormido por la noche. Invertir este patrón puede tener consecuencias para nuestra salud, como un mayor cansancio, trastornos del sueño y un mayor riesgo de padecer ciertas enfermedades.

2. Aumento de los requisitos :
Aunque las horas nocturnas puedan parecer más tranquilas en algunos establecimientos, a menudo hay menos personal, lo que significa que cada trabajador puede tener una mayor carga de trabajo, tener que gestionar situaciones de emergencia con menos apoyo o realizar tareas ajenas a su especialidad habitual.

3. Diferentes entornos de trabajo :
Por la noche, el ambiente es diferente. Los pasillos son más silenciosos, las luces más tenues. Esta atmósfera puede ser a la vez tranquilizadora y pesada. Para algunas personas, la calma de la noche facilita la concentración, mientras que otras pueden sentirse aisladas o solas.

4. Toma de decisiones :
Con menos personal administrativo y médico in situ, el personal nocturno puede enfrentarse a menudo a situaciones en las que se requieren decisiones rápidas y autónomas, lo que puede ser gratificante y estresante a la vez.

5. Relaciones interpersonales :
Por la noche, los lazos entre compañeros pueden estrecharse. Frente a los retos específicos del trabajo nocturno, a menudo se crea una camaradería entre los trabajadores nocturnos. Y lo que es más, la naturaleza a menudo más íntima del trabajo nocturno también puede permitir interacciones más profundas y significativas con los pacientes.

6. Consideraciones prácticas :
Los trabajadores nocturnos a menudo tienen que pensar en detalles que los diurnos no tienen en cuenta. ¿Dónde encontrar una comida en mitad de la noche? ¿Cómo dormir durante el día cuando el mundo exterior es ruidoso y luminoso? ¿Cómo se gestionan las obligaciones familiares y sociales cuando se trabaja a contrarreloj?

7. Remuneración y prestaciones :
En reconocimiento de los retos del trabajo nocturno, muchos empresarios ofrecen subsidios nocturnos o prestaciones adicionales al personal nocturno.
Trabajar de noche es una experiencia muy especial, que requiere adaptabilidad y resistencia. Aunque no es para todo el mundo, muchos encuentran satisfacciones y beneficios inesperados en la calma y singularidad del mundo nocturno.

Capítulo 3

TÉCNICAS
Y
PROCEDIMIENTOS

Muestras de sangre
y pruebas hormonales.

La toma de muestras de sangre y los análisis hormonales son herramientas esenciales en el campo de la endocrinología, que permiten evaluar y diagnosticar diversas afecciones relacionadas con desequilibrios hormonales. Cuando el organismo presenta síntomas que sugieren un trastorno endocrino, a menudo es necesario analizar la concentración de hormonas en la sangre para confirmar o descartar una sospecha diagnóstica.

Muestras de sangre :
La primera etapa de un análisis hormonal suele ser una muestra de sangre. Realizada por una enfermera o un técnico de laboratorio, consiste en insertar una aguja en una vena, normalmente a la altura del codo, para recoger una muestra de sangre. La prueba suele ser rápida y, aunque a veces resulta incómoda, suele tolerarse bien.

Debe tenerse en cuenta que, para algunas pruebas hormonales, la hora de la toma de muestras es crucial. Por ejemplo, algunas hormonas, como el cortisol, siguen un ritmo circadiano y pueden requerir la toma de muestras a una hora específica del día. Otras pruebas pueden requerir ayuno o condiciones especiales antes de la toma de muestras.

Pruebas hormonales :
Una vez recogida la muestra de sangre, se envía al laboratorio para su análisis. Estos son algunos de los análisis hormonales más habituales:

- Prueba de tiroides :
  - TSH (hormona estimulante del tiroides): Para evaluar la función tiroidea.

- T3 y T4 (hormonas tiroideas): Mide los niveles de hormonas producidas por la glándula tiroides.
- Pruebas suprarrenales:
  - Cortisol: hormona producida por las glándulas suprarrenales, especialmente importante en la respuesta al estrés.
  - Aldosterona y renina: Útiles para evaluar el equilibrio de líquidos y la presión arterial.
- Pruebas de reproducción :
  - LH y FSH: hormonas gonadotrópicas que intervienen en la reproducción.
  - Estradiol, progesterona, testosterona: hormonas sexuales femeninas y masculinas.
- Pruebas pancreáticas :
  - Insulina y péptido C: Para evaluar la función de las células beta pancreáticas.
  - Glucosa: Para diagnosticar o controlar la diabetes.
- Otras pruebas :
  - Hormona paratiroidea (PTH): relacionada con las glándulas paratiroides y el metabolismo del calcio.
  - Hormona del crecimiento: Importante para el crecimiento y el metabolismo.

Una vez realizadas las pruebas, los resultados son interpretados por el endocrinólogo, que valora si los niveles hormonales se encuentran dentro de la normalidad o si sugieren algún desequilibrio o afección. Esta información es esencial para establecer un diagnóstico preciso y orientar el tratamiento del paciente.

Administración del tratamiento.

La administración de tratamientos en endocrinología es una tarea delicada, que requiere un conocimiento profundo de los trastornos endocrinos y de los fármacos utilizados para tratarlos. Las hormonas, por su propia naturaleza, desempeñan una función reguladora en el organismo, y su sustitución o modulación debe realizarse con precisión para evitar desequilibrios potencialmente perjudiciales.

1. Métodos de administración :
   • **Por vía oral**: Muchos tratamientos endocrinos se administran por vía oral en forma de comprimidos o cápsulas, como las hormonas tiroideas o ciertos medicamentos para la diabetes.
   • **Inyección**: Algunos tratamientos, como la insulina o la hormona del crecimiento, se administran mediante inyección, ya sea subcutánea, intramuscular o, más raramente, intravenosa.
   • **Bombas de infusión**: por ejemplo, bombas de insulina que administran insulina de forma continua a una tasa basal y suministran dosis adicionales en las comidas.
   • **Implantes y dispositivos de liberación sostenida**: Como los implantes de testosterona o los dispositivos intrauterinos que liberan progestágenos.
   • **Por vía tópica**: en forma de geles o parches, como ciertos tratamientos a base de testosterona o estrógenos.

2. Dosificación :
La dosificación exacta es esencial. Una sobredosis o una dosis insuficiente pueden tener consecuencias graves. Puede ser necesario un control periódico de los niveles sanguíneos de una hormona o fármaco para ajustar la dosis.

3. Seguimiento y adaptación :
La eficacia y la tolerabilidad del tratamiento deben controlarse periódicamente. Esto puede implicar análisis de sangre, exámenes físicos y conversaciones con el paciente para identificar cualquier efecto secundario o síntoma persistente.

4. Educación del paciente :
Es crucial educar al paciente sobre la importancia de tomar el tratamiento tal y como se prescribe, reconocer los signos de sobredosis o infradosis y saber cuándo buscar consejo. Para algunos tratamientos, como la insulina, el paciente también puede necesitar formación sobre la técnica de inyección.

5. Interacciones medicamentosas :
Las hormonas pueden interactuar con otros medicamentos que esté tomando el paciente. Por lo tanto, es esencial vigilar estas interacciones y ajustar los tratamientos en consecuencia.

6. Aspectos psicológicos :
La toma de hormonas puede afectar al estado de ánimo y al comportamiento. Es importante controlar y apoyar al paciente en estos aspectos, en colaboración con otros profesionales sanitarios si es necesario.

La administración de tratamientos endocrinológicos es una tarea compleja que requiere una atención constante, experiencia médica y una estrecha colaboración con el paciente. Cada paciente es único, y el tratamiento debe personalizarse en consecuencia para garantizar los mejores resultados posibles.

Prevención de complicaciones.

La prevención de las complicaciones es un aspecto esencial del tratamiento de los trastornos endocrinos. Dado el carácter regulador de las hormonas sobre numerosas funciones corporales, los desequilibrios o los tratamientos inadecuados pueden dar lugar a una serie de complicaciones, algunas de ellas graves. Por lo tanto, es esencial adoptar estrategias preventivas.

1. Educación y formación de los pacientes :
Uno de los primeros pasos para prevenir las complicaciones es asegurarse de que los pacientes estén bien informados sobre su enfermedad, los tratamientos prescritos y el comportamiento que deben adoptar. Por ejemplo, un paciente diabético debe recibir formación sobre el autocontrol de la glucemia, cómo ajustar la dosis de insulina, cómo reconocer los signos de hiperglucemia o hipoglucemia y cómo intervenir.

2. Revisiones médicas periódicas :
Un seguimiento estrecho permite identificar y tratar rápidamente las posibles alteraciones. Esto puede incluir consultas periódicas con un endocrinólogo, análisis de sangre periódicos y otros exámenes diagnósticos.

3. Cumplimiento terapéutico :
Es esencial que los pacientes sigan el plan de tratamiento prescrito, ya sea tomando medicación, adoptando modificaciones del estilo de vida o siguiendo otras recomendaciones médicas. El incumplimiento puede aumentar considerablemente el riesgo de complicaciones.

4. Estilos de vida saludables :
Muchos trastornos endocrinos, como la diabetes de tipo 2 o la osteoporosis, pueden verse influidos por el estilo de vida. Fomentar una dieta equilibrada, la actividad física

regular y limitar el consumo de alcohol y tabaco puede ayudar a prevenir complicaciones.

5. 5. Coordinación de los cuidados :
La colaboración entre distintos profesionales sanitarios, como médicos de cabecera, endocrinólogos, dietistas, enfermeras especializadas y psicólogos, entre otros, puede garantizar una atención holística al paciente.

6. Identificar y gestionar los factores de riesgo :
Esto puede incluir el control de la tensión arterial, el control del peso, el seguimiento del perfil lipídico y otras medidas para reducir los riesgos asociados a determinados trastornos endocrinos.

7. Vacunas y prevención de infecciones :
Por ejemplo, los pacientes diabéticos son más susceptibles a las infecciones. Por ello, pueden recomendarse vacunaciones periódicas, como la antigripal o la antineumocócica.

8. Sensibilización sobre la importancia de la vigilancia :
Motivar a los pacientes para que participen activamente en sus cuidados, reconozcan la importancia de las visitas de seguimiento y no pasen por alto los síntomas inusuales.

La prevención de las complicaciones en endocrinología es un enfoque proactivo que implica tanto a los profesionales sanitarios como a los pacientes. Se basa en una sólida educación, un seguimiento regular, la adherencia terapéutica y un manejo integral, con el objetivo de garantizar una calidad de vida óptima para el paciente y, al mismo tiempo, minimizar los riesgos asociados a la enfermedad y al tratamiento.

Educación terapéutica del paciente.

La educación terapéutica del paciente es un viaje de colaboración entre el profesional sanitario y el paciente, centrado en la capacitación y la toma activa de las riendas de su salud. Va mucho más allá de la simple transmisión de información; su objetivo es dotar al paciente de las habilidades y los conocimientos que necesita para gestionar su enfermedad, mejorar su calidad de vida y prevenir complicaciones.

En el centro de este enfoque educativo está el reconocimiento de que el individuo no es un mero receptor de instrucciones, sino un protagonista de pleno derecho en su propio cuidado. En este contexto se establece un diálogo rico y bidireccional, en el que se anima a los pacientes a hacer preguntas, compartir sus preocupaciones y expresar sus necesidades y aspiraciones en relación con su enfermedad.

La educación terapéutica no se limita a la comprensión de la enfermedad o del tratamiento prescrito. También abarca la capacidad de reconocer los síntomas y actuar en consecuencia, comprender la importancia de la adherencia terapéutica, gestionar los aspectos psicológicos y emocionales de la enfermedad y adoptar estilos de vida saludables. Cada sesión educativa es, por tanto, una oportunidad para que el paciente adquiera o refuerce estas habilidades, con el apoyo y la experiencia del equipo sanitario.

El papel del profesional sanitario en este proceso es crucial. Además de proporcionar información precisa y actualizada, debe saber escuchar, mostrar empatía, adaptar su discurso al nivel de comprensión del paciente y fomentar su participación activa. Es un intercambio respetuoso en el que el paciente se siente valorado y apoyado.

A medida que los pacientes se sumergen en este proceso educativo, los beneficios se hacen patentes. Mayor autonomía en el manejo de la enfermedad, menos hospitalizaciones y complicaciones, mejora de la calidad de vida y mayor satisfacción con la atención recibida son algunos de los muchos beneficios.

La educación terapéutica del paciente es una danza armoniosa, en la que la pericia clínica se funde con la humanidad, y en la que cada paso, cada movimiento, se dirige hacia un objetivo último: el bienestar y la realización del paciente frente a su enfermedad.

Capítulo 4

ENFERMEDADES Y TRATAMIENTO

Diabetes mellitus : una epidemia mundial.

· Comprender la enfermedad.

La diabetes mellitus es una afección que atrae mucha atención, y con razón: se trata de una enfermedad crónica que va en aumento en todo el mundo y que afecta a millones de personas de todas las edades y condiciones sociales. Comprender esta enfermedad significa ante todo profundizar en el funcionamiento interno de nuestro organismo, para descubrir los mecanismos que regulan los niveles de azúcar en sangre.

En el corazón de nuestro organismo, el páncreas desempeña un papel fundamental. Esta glándula, situada detrás del estómago, produce una hormona esencial: la insulina. Como un director de orquesta, la insulina marca el ritmo y regula la cantidad de glucosa, o azúcar, en la sangre. Después de comer, cuando nuestros alimentos se convierten en glucosa, es la insulina la que entra en acción para permitir que las células de nuestro cuerpo utilicen esta glucosa como fuente de energía o la almacenen para su uso posterior.

La diabetes mellitus se produce cuando se altera este delicado proceso. Existen dos tipos principales:

- **Diabetes de tipo 1**: en este caso, el organismo produce poca o ninguna insulina porque las células del páncreas que la producen son destruidas por el sistema inmunitario del paciente. Esta forma de diabetes suele aparecer en personas jóvenes, de ahí su antiguo nombre de "diabetes juvenil". Aún se están estudiando las razones exactas de esta destrucción autoinmune, pero parece que intervienen factores genéticos y ambientales.

- **Diabetes de tipo 2**: mucho más frecuente, este tipo de diabetes se caracteriza por la resistencia a la insulina. Esto significa que, aunque el páncreas produce insulina, el organismo no responde eficazmente a ella. Con el tiempo, el páncreas puede dejar de producir suficiente insulina para mantener niveles normales de azúcar en sangre. Esta forma de diabetes suele estar asociada a la edad, la obesidad, un estilo de vida sedentario y factores genéticos.

Las consecuencias de unos niveles de azúcar en sangre descontrolados son numerosas y pueden afectar a casi todos los órganos. Las complicaciones a largo plazo incluyen problemas cardíacos, renales, oculares y nerviosos, entre otros. Además, las heridas pueden tardar más en cicatrizar y aumenta el riesgo de infección.
Los síntomas habituales de la diabetes, ya sea de tipo 1 o 2, son sed intensa, micción frecuente, fatiga persistente, pérdida de peso inexplicable (más frecuente en el tipo 1), visión borrosa y hambre excesiva.

El tratamiento de la diabetes se basa en una combinación de medicación (como insulina o antidiabéticos orales), una dieta equilibrada, actividad física regular y un control cuidadoso de los niveles de azúcar en sangre.
En resumen, la diabetes mellitus es un reto médico y social de primer orden. Comprenderla y tratarla exige un enfoque global y multidisciplinar, que sitúe al paciente en el centro de nuestras preocupaciones, al tiempo que aprovecha los avances científicos y médicos para ofrecer una atención cada vez más personalizada y eficaz.

• Atención e intervención.
Los cuidados y las intervenciones en la diabetes mellitus son una parte esencial de la gestión de esta compleja enfermedad. La clave reside en un enfoque integral e individualizado para cada paciente, que garantice un control glucémico óptimo al tiempo que preserva la calidad de vida.

1. Control de los niveles de glucosa en sangre :
Este es el elemento central del control de la diabetes. La medición periódica de los niveles de azúcar en sangre, ya sea mediante dispositivos de control domiciliario, sensores continuos o pruebas de laboratorio como la HbA1c (que da un nivel medio de glucosa en 3 meses), permite ajustar el tratamiento y prevenir complicaciones.

2. Fármacos antidiabéticos :
- **Terapia con insulina**: Para los pacientes con diabetes de tipo 1 y algunos pacientes con diabetes de tipo 2, la administración de insulina es esencial. Puede administrarse mediante inyecciones convencionales o bombas de insulina.
- **Antidiabéticos orales**: Utilizados principalmente para la diabetes de tipo 2, actúan de diversas formas, como aumentando la secreción de insulina, mejorando la sensibilidad a la insulina o ralentizando la absorción de glucosa por el intestino.

3. Consejos dietéticos :
Una dieta equilibrada y adecuada es fundamental para controlar la diabetes. Hay que hacer hincapié en una dieta rica en fibra y baja en azúcares simples, con una ingesta controlada de hidratos de carbono complejos. Un dietista especializado puede proporcionar consejos inestimables sobre la elección de alimentos, el tamaño de las raciones y la repercusión de las comidas en los niveles de azúcar en sangre.

4. Actividad física :
El ejercicio regular ayuda a mejorar la sensibilidad a la insulina, controlar los niveles de azúcar en sangre y mantener un peso saludable. Las recomendaciones se adaptan a las capacidades y preferencias de cada paciente.

5. Prevención y tratamiento de las complicaciones :
Esto incluye consultas periódicas con especialistas como oftalmólogos para controlar la retinopatía diabética, podólogos para el cuidado de los pies o nefrólogos para controlar la función renal.

6. Educación terapéutica :
Enseñar a los pacientes a controlar su enfermedad, ajustar su tratamiento, reconocer y tratar los episodios de hipo o hiperglucemia y adoptar comportamientos beneficiosos para su salud.

7. Apoyo psicológico :
Ante un diagnóstico crónico, es esencial abordar el aspecto emocional. El apoyo psicológico, individual o en grupo, puede ayudar a gestionar el estrés, la ansiedad y la depresión asociados a la enfermedad.

8. Innovaciones tecnológicas :
Hoy en día, existen herramientas como los monitores continuos de glucosa, las aplicaciones móviles de seguimiento y las bombas de insulina inteligentes que pueden mejorar enormemente el control de la diabetes.

Cada intervención o tratamiento se adapta a la individualidad del paciente, su tipo de diabetes, sus necesidades y su estilo de vida. La estrecha colaboración entre el paciente, el endocrinólogo y todo el equipo médico es la piedra angular del éxito de la gestión de la diabetes mellitus, con el objetivo de lograr un control glucémico óptimo y una vida plena y satisfactoria.

• **Gestión de la hipoglucemia y la hiperglucemia.**
El control de la hipoglucemia y la hiperglucemia es crucial para los diabéticos. Estas fluctuaciones de los niveles de

azúcar en sangre pueden tener consecuencias que van desde leves molestias hasta potencialmente mortales si no se tratan con rapidez y eficacia.

Hipoglucemia :

La hipoglucemia se produce cuando los niveles de glucosa en sangre son anormalmente bajos, generalmente inferiores a 70 mg/dL, aunque este umbral puede variar de una persona a otra.

- **Síntomas comunes**: Temblores, sudoración, mareos, hambre, irritabilidad, palpitaciones, confusión, debilidad, dificultad para hablar, somnolencia y, en casos graves, pérdida de conocimiento o convulsiones.
  - Gestión :
  - A menudo se enseña la regla de los "15": coma 15 gramos de hidratos de carbono de acción rápida (por ejemplo, 3-4 terrones de azúcar, un vaso de zumo de naranja o gelatina de glucosa) y compruebe su glucemia al cabo de 15 minutos. Si sigue baja, vuelva a ingerir 15 g de carbohidratos.
  - Evite comer alimentos ricos en grasas para corregir la hipoglucemia, ya que ralentizan la absorción de la glucosa.
  - Una vez estabilizados los niveles de azúcar en sangre, si falta más de una hora para la siguiente comida, tome un tentempié equilibrado para evitar otra hipoglucemia.

Hiperglucemia :

La hiperglucemia se refiere a niveles anormalmente altos de glucosa en sangre. Aunque puede haber variaciones individuales, en general se considera que existe cuando los niveles de glucosa en sangre superan los 180 mg/dL después de una comida.

- **Síntomas comunes**: Sed excesiva, micción frecuente, fatiga, visión borrosa, cicatrización lenta de las heridas y, en casos graves, respiración rápida, aliento con olor afrutado y pérdida del conocimiento.
  - Gestión :
    - Compruebe regularmente los niveles de azúcar en sangre y ajuste el tratamiento según las recomendaciones de su médico.
    - Beba mucha agua para ayudar a eliminar el exceso de glucosa a través de la orina.
    - Evite las bebidas azucaradas o los alimentos que puedan elevar aún más los niveles de azúcar en sangre.
    - Consulte a un médico si los niveles de azúcar en sangre siguen siendo elevados o si aparecen síntomas de cetosis (aliento con olor a fruta, náuseas, vómitos, dolor abdominal).

Para ambas situaciones, es esencial estar bien informado y preparado. Esto significa tener siempre a mano glucosa o una fuente de hidratos de carbono para tratar la hipoglucemia, o disponer de los medios para comprobar los niveles de azúcar en sangre si aparecen síntomas de hiperglucemia. Además, una comunicación regular con los profesionales sanitarios y una educación diabética continua pueden ayudar a prevenir y controlar eficazmente estos episodios de glucemia.

Trastornos tiroideos.

• Hipertiroidismo e hipotiroidismo.
El hipertiroidismo y el hipotiroidismo son dos trastornos comunes del sistema endocrino que afectan a la función de la glándula tiroides, un órgano con forma de mariposa situado en la base del cuello. Esta glándula produce hormonas tiroideas, principalmente tiroxina (T4) y

triyodotironina (T3), que desempeñan un papel clave en la regulación del metabolismo energético del organismo.

Hipertiroidismo :
El hipertiroidismo se refiere a una sobreproducción de hormonas tiroideas.
- Causas comunes:
    - Enfermedad de Graves: enfermedad autoinmune en la que el organismo produce anticuerpos que sobreestimulan la glándula tiroides.
    - Bocio multinodular tóxico: presencia de nódulos o tumores no cancerosos que producen demasiada hormona tiroidea.
    - Tiroiditis: inflamación de la glándula tiroides, que a veces libera demasiadas hormonas almacenadas.
- Síntomas comunes:
    - Palpitaciones, temblores, irritabilidad.
    - Pérdida de peso inexplicable, aumento del apetito.
    - Sudoración excesiva, intolerancia al calor.
    - Diarrea o deposiciones frecuentes.
    - Ojos exorbitados o irritación ocular (especialmente en la enfermedad de Graves).
    - Fatiga.
- Gestión y tratamiento :
    - Fármacos antitiroideos (por ejemplo, metimazol).
    - Yodo radiactivo para reducir el tamaño y la actividad de la glándula.
    - Cirugía (tiroidectomía) en determinados casos.
    - Betabloqueantes para reducir ciertos síntomas.

Hipotiroidismo :
Describe una situación en la que la glándula tiroides no produce suficientes hormonas.
- Causas comunes:

- Tiroiditis de Hashimoto: enfermedad autoinmune en la que la glándula tiroides se destruye progresivamente.
- Tratamiento del hipertiroidismo (yodo radiactivo o cirugía) que reduce excesivamente la actividad tiroidea.
- Ciertos fármacos, como el litio.
- Falta de yodo en la dieta.
- Síntomas comunes:
  - Fatiga, debilidad.
  - Aumento de peso inexplicable, dificultad para adelgazar.
  - Piel seca, cabello quebradizo y caída del cabello.
  - Sensación de frío.
  - Estreñimiento.
  - Bajo estado de ánimo o depresión.
- Gestión y tratamiento :
  - Levotiroxina: medicamento que sustituye la hormona tiroidea que falta.
  - Control regular de los niveles de hormona tiroidea para ajustar la dosis de levotiroxina si es necesario.
  - Consideraciones dietéticas para garantizar una ingesta adecuada de yodo.

La comprensión de estos dos trastornos requiere un enfoque integrado, que tenga en cuenta no sólo los síntomas clínicos, sino también las necesidades emocionales y psicológicas del paciente. La adherencia al tratamiento, el seguimiento regular y la educación del paciente son esenciales para una gestión óptima tanto del hipertiroidismo como del hipotiroidismo.

• Cáncer de tiroides.

El cáncer de tiroides, aunque menos frecuente que otros tipos de cáncer, ha experimentado un aumento de su prevalencia en los últimos años, a menudo atribuido a la mejora de las técnicas de detección. El tiroides, una glándula endocrina con forma de mariposa situada en la base del cuello, desempeña un papel crucial en la regulación del metabolismo del organismo mediante la producción de hormonas.

Tipos de cáncer de tiroides :
- **Carcinoma papilar**: Es el tipo más frecuente. Generalmente es de crecimiento lento y se desarrolla en las células foliculares.
- **Carcinoma folicular**: menos frecuente que el carcinoma papilar, también se desarrolla en las células foliculares y puede extenderse por todo el cuerpo.
- **Carcinoma medular**: Se origina en las células C (parafoliculares) del tiroides, que producen la hormona calcitonina. Su evolución suele ser más agresiva que la de los carcinomas papilares o foliculares.
- **Carcinoma anaplásico: Se trata de** un tipo de cáncer de tiroides poco frecuente pero muy agresivo que progresa rápidamente.

Síntomas :
Muchos cánceres de tiroides no presentan síntomas al principio. Sin embargo, a medida que progresan, pueden aparecer signos:
- Masa o nódulo en el cuello, a menudo detectado durante una exploración física o por casualidad durante un diagnóstico por imagen.
- Dolor de garganta o cuello.
- Cambios en la voz, en particular voz ronca.
- Dificultad para tragar.
- Falta de aliento o sibilancias.
- Inflamación de los ganglios linfáticos del cuello.

Diagnóstico :
- **Ecografía tiroidea**: Es el primer paso para evaluar el tamaño y la estructura de los nódulos.
- **Biopsia con aguja fina**: se utiliza para analizar muestras de tejido tiroideo con el fin de detectar la presencia de células cancerosas.
- **Análisis de sangre**: Para evaluar la función tiroidea y medir los niveles de hormona tiroidea.
- **Gammagrafía tiroidea**: Se utiliza para determinar la naturaleza "caliente" o "fría" de un nódulo, lo que puede ayudar a determinar si es probable que sea benigno o maligno.

Tratamiento :
El tratamiento depende del tipo y el estadio del cáncer, así como del estado general de salud del paciente:
- **Cirugía**: La tiroidectomía total o parcial se realiza habitualmente para extirpar total o parcialmente la glándula tiroides.
- **Terapia con yodo radiactivo (RAI):** se utiliza después de la cirugía para destruir cualquier célula tiroidea restante.
- **Terapia hormonal**: Para sustituir las hormonas tiroideas e inhibir la secreción de TSH, que podría estimular el crecimiento de las células cancerosas.
- **Radioterapia o quimioterapia**: Generalmente reservadas para los cánceres más agresivos o avanzados.

Previsión :
El pronóstico del cáncer de tiroides suele ser favorable, sobre todo en los individuos más jóvenes y en los cánceres detectados en una fase temprana. Los carcinomas papilar y folicular suelen ser curables, mientras que los carcinomas medular y anaplásico presentan mayores dificultades.
La prevención, la detección precoz y el tratamiento adecuado son esenciales para garantizar el mejor resultado posible a las personas con cáncer de tiroides. La

investigación también sigue avanzando en la comprensión y el tratamiento de esta enfermedad.

• Seguimiento postoperatorio.

El seguimiento postoperatorio es un paso crucial después de cualquier intervención quirúrgica, incluida la cirugía tiroidea. Su objetivo es supervisar la recuperación del paciente, detectar y tratar cualquier complicación y garantizar el cumplimiento de los objetivos del tratamiento, especialmente en el contexto de la cirugía del cáncer de tiroides.

1. Vigilancia inmediata :
   • **Dolor**: El dolor y las molestias en el lugar de la incisión son frecuentes y pueden tratarse con analgésicos prescritos.
   • **Función vocal**: La cirugía tiroidea puede afectar a veces a los nervios laríngeos, por lo que es importante vigilar cualquier cambio en la voz o dificultad para hablar.
   • **Calcio**: Los niveles de calcio pueden descender si las glándulas paratiroides adyacentes al tiroides resultan dañadas durante la intervención quirúrgica, provocando entumecimiento, hormigueo o calambres musculares.

2. Seguimiento a medio y largo plazo :
   • **Cicatrización**: El cirujano evaluará la cicatriz, se asegurará de que esté cicatrizando correctamente y posiblemente sugerirá tratamientos o recomendaciones para minimizar su aspecto.
   • **Función tiroidea**: Tras una tiroidectomía total, es probable que los pacientes tengan que tomar medicación sustitutiva del tiroides de por vida. Los análisis de sangre periódicos permitirán ajustar la dosis.
   • **Seguimiento del** cáncer: Para quienes han sido operados de cáncer de tiroides, el seguimiento es

esencial para detectar cualquier recidiva. Puede incluir análisis de sangre para medir los niveles de tiroglobulina, ecografías y, en ocasiones, gammagrafías tiroideas.

- **Terapia con yodo radiactivo**: Algunos pacientes pueden requerir tratamiento postoperatorio con yodo radiactivo para eliminar las células tiroideas residuales o para tratar el cáncer recurrente.

3. Complicaciones y tratamiento :

- **Hipocalcemia**: Si se han visto afectadas las glándulas paratiroides, pueden ser necesarios suplementos de calcio y vitamina D.
- **Complicaciones vocales**: pueden ofrecerse terapias vocales si el paciente tiene problemas persistentes con su voz.
- **Linfedema**: a veces puede producirse una acumulación de líquido linfático en el cuello, que requiere fisioterapia u otras intervenciones.

4. Apoyo emocional y psicológico :

La cirugía y el diagnóstico del cáncer pueden ser emocionalmente angustiosos. La atención psicológica, mediante sesiones de terapia, grupos de apoyo o consultas con especialistas, puede ser beneficiosa.

5. Educación y capacitación de los pacientes :

Proporcionar información detallada sobre el tratamiento postoperatorio, el reconocimiento de los signos de complicaciones, la importancia de tomar la medicación con regularidad y las recomendaciones dietéticas.

El seguimiento postoperatorio es una colaboración entre el paciente y el equipo médico, centrada en la recuperación, la prevención de complicaciones y la garantía de la mejor calidad de vida posible. Cada paso, desde el seguimiento inmediato hasta las revisiones periódicas a largo plazo, es esencial para garantizar el mejor resultado posible para el paciente.

Afecciones de las glándulas suprarrenales, pituitarias y paratiroides.

Las glándulas endocrinas desempeñan un papel fundamental en la regulación de las funciones corporales mediante la producción de hormonas. Entre ellas, las glándulas suprarrenales, la hipófisis y las glándulas paratiroides son esenciales para el equilibrio fisiológico. Las afecciones que afectan a estas glándulas pueden provocar una serie de trastornos metabólicos.

Glándulas suprarrenales :
Situadas encima de cada riñón, producen una serie de hormonas, como el cortisol, la aldosterona y los andrógenos.

- **Hipercorticismo**: Comúnmente conocido como síndrome de Cushing, se caracteriza por una sobreproducción de cortisol. Síntomas: obesidad centrada en el tronco, cara redondeada, estrías moradas, debilidad muscular y ósea, hipertensión arterial.
- **Hipofunción (o insuficiencia suprarrenal)**: Conocida como enfermedad de Addison, es el resultado de una producción insuficiente de cortisol y, a menudo, de aldosterona. Síntomas: fatiga, pérdida de peso, manchas oscuras en la piel, tensión arterial baja.

Glándula pituitaria :
Situada en la base del cerebro, esta pequeña glándula suele denominarse "glándula maestra" porque regula muchas otras glándulas endocrinas.

- **Adenoma hipofisario**: Tumor benigno que puede presionar los tejidos vecinos o producir un exceso de hormonas. Los síntomas dependen del exceso de hormonas.

- **Insuficiencia hipofisaria**: Producción reducida de una o más hormonas hipofisarias. Los síntomas dependen de qué hormona sea insuficiente.

Paratiroides :
Cuatro pequeñas glándulas situadas detrás de la glándula tiroides, regulan el calcio y el fosfato en el organismo.

- **Hiperparatiroidismo**: resulta en una sobreproducción de hormona paratiroidea, que aumenta los niveles de calcio. Síntomas: debilidad ósea, cálculos renales, dolor abdominal y fatiga.
- **Hipoparatiroidismo**: Producción insuficiente de la hormona paratiroidea, lo que provoca niveles bajos de calcio en la sangre. Síntomas: calambres musculares, hormigueo, espasmos musculares, cabello seco, uñas quebradizas.

El tratamiento de estas enfermedades depende de la causa subyacente y de los síntomas asociados. Puede incluir fármacos para sustituir o inhibir la producción hormonal, cirugía para extirpar tumores o glándulas y terapias dirigidas para tratar síntomas específicos.

La complejidad de estas afecciones pone de relieve la importancia de un enfoque multidisciplinar del tratamiento, en el que participen endocrinólogos, cirujanos, radiólogos y otros especialistas para garantizar el mejor resultado posible para cada paciente. También es esencial un seguimiento periódico, ya que el equilibrio hormonal es delicado y las necesidades de los pacientes pueden cambiar con el tiempo.

Capítulo 5

COMUNICACIÓN Y COLABORACIÓN

Comunicar con eficacia con los pacientes y sus familias.

La comunicación con los pacientes y sus familias es un arte delicado que está profundamente entrelazado con la ciencia de la medicina. En el ajetreo de hospitales, clínicas y consultas médicas, donde la tecnología, el diagnóstico y el tratamiento están en primer plano, es crucial no descuidar el lado humano de la curación. Las palabras que elegimos, el tono que empleamos e incluso nuestro lenguaje corporal pueden influir significativamente en la forma en que los pacientes perciben su enfermedad, siguen el tratamiento y, en última instancia, se curan.

Establecer una relación de confianza es el primer paso. Esto empieza con la escucha activa, prestando toda la atención a lo que el paciente o su familia dicen. Se trata de descifrar no solo las palabras, sino también las emociones subyacentes: miedo, incertidumbre, esperanza. Al validar estos sentimientos, humanizamos la experiencia médica y reconocemos que detrás de cada paciente hay una historia, sueños, miedos y aspiraciones.

También es esencial facilitar información clara y comprensible. A veces, los términos médicos pueden parecer una lengua extranjera para los no iniciados. Es fundamental simplificar la jerga, utilizar analogías o metáforas y asegurarse de que el paciente y su familia entienden claramente la enfermedad, el plan de tratamiento y los posibles efectos secundarios o complicaciones.
Pero comunicar no significa sólo hablar, sino también hacer preguntas y animar a los pacientes y sus familias a hacer las suyas. Crear un diálogo abierto permite expresar inquietudes y aclarar dudas.

La comunicación también tiene que ver con lo que no se dice. A veces, una caricia tranquilizadora, un momento de silencio o un simple gesto de empatía pueden transmitir más que las palabras. También es esencial ser consciente de las diferencias culturales, las creencias y los valores que pueden influir en la percepción de la enfermedad y el tratamiento.

Por último, la colaboración es clave. Cada paciente es único, al igual que sus familias. Trabajando en equipo, médicos, enfermeras, pacientes y familiares pueden garantizar que la atención prestada no sólo sea técnicamente adecuada, sino también profundamente humana.

Comunicarse eficazmente con los pacientes y sus familias no es un lujo, sino una necesidad. Es el corazón de la medicina y quizá la herramienta curativa más poderosa de que disponemos.

Gestión de casos complejos: coordinación con otros departamentos.

En el mundo de la medicina, donde cada especialidad se ocupa de facetas distintas de la salud, la gestión de casos complejos exige a menudo una estrecha coordinación entre distintos servicios. Esta colaboración interdisciplinar es crucial para ofrecer una atención holística, garantizar una transición fluida de la asistencia, evitar duplicidades y optimizar el uso de los recursos.

Los casos complejos suelen definirse por una combinación de múltiples problemas de salud, que pueden ser tanto crónicos como agudos, físicos y psicológicos. Por ejemplo, un paciente con diabetes, hipertensión o depresión que acaba de ser operado requiere la experiencia de varios especialistas: un endocrinólogo, un cardiólogo, un psiquiatra, un cirujano y probablemente otros profesionales sanitarios.

En el centro de la gestión de casos está el papel fundamental del médico de cabecera o la enfermera coordinadora. A menudo desempeñan el papel de "director de orquesta", elaborando el plan de cuidados, garantizando la programación y el seguimiento de todas las intervenciones necesarias y asegurando la comunicación entre todos los especialistas implicados.

Pero eso no es todo. Además de las consultas especializadas, en la coordinación suelen participar servicios de rehabilitación o fisioterapia, dietistas, trabajadores sociales, psicólogos y, a veces, servicios más especializados como oncología, nefrología o cardiología. Cuando un paciente ingresa en el hospital, esta coordinación se extiende al equipo de planta, que incluye enfermeras, auxiliares, farmacéuticos y otros profesionales sanitarios.

La comunicación es, por tanto, la piedra angular de esta coordinación. Debe ser clara, precisa y centrada en el paciente. La historia clínica electrónica, las reuniones multidisciplinares y los sistemas de derivación estructurados son herramientas esenciales para facilitar esta comunicación.

Sin embargo, por muy importantes que sean estas herramientas, no pueden sustituir al elemento humano. La capacidad de escuchar, de comprender las perspectivas de otros especialistas y, sobre todo, de situar al paciente en el centro de todas las decisiones, es lo que diferencia la simple coordinación de la coordinación eficaz.

Gestionar casos complejos mediante la coordinación interdepartamental es un reto que requiere tanto conocimientos técnicos como habilidades interpersonales.

Es un ballet delicado, en el que cada uno debe conocer su papel y estar preparado para adaptarse a las necesidades del paciente. Pero cuando se hace bien, los resultados pueden ser transformadores, ofreciendo a los pacientes una atención integral que aborde todas sus preocupaciones y necesidades.

Capítulo 6

ENDOCRINOLOGÍA PEDIÁTRICA

Retos específicos niños y adolescentes.

El cuidado de niños y adolescentes plantea retos únicos que van mucho más allá de los que se plantean a los adultos. No sólo sus cuerpos y mentes están en constante cambio, sino que también tienen que navegar por el tumulto de las transiciones de la vida, mientras tratan de entender su propia identidad y lugar en el mundo.

1. Crecimiento y desarrollo: a diferencia de los adultos, los niños crecen y se desarrollan constantemente. Esto significa que sus necesidades médicas, nutricionales y emocionales pueden cambiar rápidamente. Los medicamentos y tratamientos a menudo deben ajustarse a su tamaño y edad, y lo que funciona en un momento dado puede no ser apropiado unos meses más tarde.

2. Comunicación: los niños y adolescentes no siempre tienen las habilidades o el vocabulario para expresar sus sentimientos, dolores o preocupaciones. Así que a menudo tenemos que leer entre líneas, utilizar técnicas de comunicación adecuadas a su edad y, a veces, confiar más en la observación que en las palabras.

3. Consentimiento y autonomía: Encontrar el equilibrio adecuado entre el respeto a la autonomía del adolescente y la necesidad del consentimiento paterno puede ser complejo, sobre todo cuando se trata de temas delicados como la salud sexual, la salud mental o la atención a la transición de género.

4. Cuestiones específicas de la adolescencia: Los adolescentes se enfrentan a un sinfín de retos únicos, como la presión de grupo, las preocupaciones por la imagen corporal, la experimentación con sustancias, los conflictos de identidad y los retos académicos. Estos problemas pueden influir y verse influidos por su salud general.

5. Impacto familiar: La enfermedad o trastorno de un niño o adolescente suele tener un impacto en toda la familia.

Los padres pueden sentirse culpables, frustrados o abrumados. Los hermanos pueden sentirse celosos o desatendidos. Por tanto, el apoyo familiar es crucial, al igual que tener en cuenta la dinámica familiar en el plan de cuidados.

6. Continuidad de la atención: a medida que los niños crecen, a menudo tienen que pasar de los servicios pediátricos especializados a los servicios para adultos. Esta transición puede resultar confusa y estresante para los pacientes jóvenes que han establecido relaciones de confianza con sus proveedores pediátricos.

7. Cuestiones socioeconómicas y educativas: los problemas de salud de niños y jóvenes pueden afectar a su escolarización, relaciones sociales y actividades extraescolares. Es crucial integrar un enfoque holístico para garantizar que no sólo estén "sanos", sino que también puedan prosperar en su entorno cotidiano.

Para hacer frente a estos retos, es imprescindible adoptar un enfoque centrado en el niño y la familia, en el que la atención se adapte a las necesidades únicas de cada paciente, teniendo en cuenta tanto su etapa de desarrollo como su contexto sociocultural. Esto requiere una formación especializada, mucha empatía y la capacidad de trabajar en estrecha colaboración con un equipo multidisciplinar.

Transición de la endocrinología pediátrica a la de adultos.

La transición de la endocrinología pediátrica a la de adultos es una etapa crítica para muchos pacientes jóvenes con trastornos endocrinos. Esta transición no consiste solo en pasar de un médico o un entorno a otro, sino que implica un cambio profundo en la forma en que los pacientes participan en su atención, y en las expectativas y responsabilidades que se depositan en ellos.

1. Preparar la transición :

La preparación para esta transición debe comenzar mucho antes de que el paciente abandone la planta de pediatría. Esto significa educar al joven sobre su enfermedad, asegurarse de que comprende la importancia de su tratamiento y familiarizarlo con las diferencias entre la atención pediátrica y la de adultos.

2. Mayor responsabilidad :

En la atención pediátrica, los padres o tutores desempeñan un papel central en el cuidado del paciente. Sin embargo, en el sistema de adultos, se espera que los pacientes asuman más responsabilidades, gestionando las citas, la medicación y el seguimiento.

3. Diferencias en el enfoque de la atención :

La endocrinología pediátrica suele centrarse en cuestiones relacionadas con el crecimiento, el desarrollo y la pubertad. La endocrinología del adulto, por su parte, aborda problemas que pueden ser más complejos, relacionados con la reproducción, la edad avanzada, las complicaciones a largo plazo de los trastornos endocrinos y las enfermedades asociadas que se desarrollan con la edad.

4. Necesidades psicosociales :

Los adultos jóvenes pueden tener preocupaciones específicas relacionadas con su enfermedad, como el impacto en sus relaciones, sexualidad, carrera y deseo de formar una familia. Estas preocupaciones requieren una atención y un apoyo adecuados.

5. Apoyo continuo :

La transición no debe ser un "salto" brusco de un servicio a otro, sino un proceso fluido con apoyo continuo. Esto podría incluir consultas conjuntas con pediatras y especialistas de adultos o sesiones educativas para familiarizar al paciente con el nuevo entorno asistencial.

6. Coordinación de los cuidados :
La comunicación eficaz entre los equipos pediátricos y de adultos es crucial. Las historias clínicas, los historiales de tratamiento y demás información pertinente deben transmitirse sin fisuras para garantizar la continuidad de la asistencia.

7. Aspectos emocionales :
Es esencial reconocer y responder a los aspectos emocionales de la transición. El cambio puede provocar ansiedad en algunos adultos jóvenes, sobre todo si han desarrollado vínculos estrechos con su equipo pediátrico.

La clave de una transición satisfactoria reside en una planificación y preparación cuidadosas, una comunicación abierta y continua entre los equipos asistenciales y el paciente, y el apoyo y la educación para que el paciente se convierta en un agente activo e informado en su propio cuidado. Una transición bien gestionada puede sentar las bases para un tratamiento endocrino satisfactorio en la edad adulta.

Trabajar con las familias
para una atención óptima.

La colaboración con las familias es esencial para una atención óptima, sobre todo en campos médicos complejos como la endocrinología. Las familias desempeñan un papel fundamental en el apoyo, la comprensión y el cumplimiento del plan asistencial, y su participación activa puede influir enormemente en el resultado del tratamiento.

Comprender la dinámica familiar :
Cada familia es única, con su propia dinámica, valores, creencias y preocupaciones. Un primer paso crucial es comprender esta dinámica. ¿Quién toma las decisiones?

¿Cuáles son las fuentes de estrés o preocupación en la familia? ¿Cuáles son sus necesidades y expectativas en materia de cuidados?

Educación e información :
Proporcionar información clara, precisa y comprensible es fundamental. Las familias deben comprender la enfermedad, el plan de tratamiento, los posibles efectos secundarios y lo que pueden hacer para apoyar al paciente. El uso de folletos, vídeos, sesiones informativas y talleres puede ser beneficioso.

Escucha activa :
Es fundamental escuchar activamente las preocupaciones y preguntas de las familias. Esto no solo nos ayuda a satisfacer sus necesidades, sino también a establecer una relación de confianza, esencial para el éxito de la colaboración.

Inclusión en el proceso de toma de decisiones :
Las familias deben sentirse implicadas en las decisiones sobre los cuidados. Esto significa consultarles, respetar sus opiniones y, a veces, encontrar compromisos o alternativas que satisfagan tanto las necesidades médicas como las preferencias familiares.

Apoyo emocional :
La enfermedad de un ser querido puede ser una fuente de ansiedad, estrés y dolor para la familia. Es esencial ofrecer apoyo emocional, ya sea mediante asesoramiento, grupos de apoyo o simplemente escuchando.

Coordinación asistencial :
Las familias pueden sentirse abrumadas, sobre todo si tienen que coordinarse con varios especialistas o servicios. Ayudar en esta coordinación, por ejemplo proporcionando un único punto de contacto u organizando citas consecutivas, puede aliviar su carga.

Formación y competencias :
A veces las familias necesitan prestar cuidados en casa, como administrar medicamentos o seguir una dieta específica. En estos casos, es crucial asegurarse de que tienen las habilidades necesarias para hacerlo con seguridad y eficacia.

Respeto de las diferencias culturales :
Cada familia puede tener sus propias creencias culturales o religiosas que influyan en su percepción de la enfermedad y su tratamiento. Es esencial reconocerlas, respetarlas y responder adecuadamente.

Trabajar con familias es una alianza. Requiere paciencia, empatía, comunicación y la voluntad de mirar más allá de los aspectos médicos para reconocer y responder a las necesidades humanas. Cuando se hace bien, esta colaboración puede transformar la asistencia, convirtiendo a la familia en un socio activo y comprometido en el proceso de curación.

Trastornos endocrinos específicos de pediatría.

Las patologías endocrinas en pediatría son distintas en muchos aspectos de las que se dan en la edad adulta, ya que se producen en etapas clave del crecimiento y el desarrollo. Algunas de estas afecciones pueden tener implicaciones duraderas e influir en la salud en la edad adulta. A continuación se ofrece una visión general de los trastornos endocrinos comunes específicos de la pediatría:

1. Trastornos del crecimiento :
   Deficiencia de la hormona del crecimiento (GH): Esta afección es el resultado de una producción

insuficiente de la hormona del crecimiento, lo que provoca un retraso en el crecimiento.

Hiperplasia suprarrenal congénita: puede afectar al crecimiento y al desarrollo sexual, debido a la producción anormal de hormonas por las glándulas suprarrenales.

2. Trastornos de la pubertad :

Pubertad precoz: la pubertad comienza demasiado pronto, bien de forma aislada o como resultado de una producción hormonal anormal.

Retraso puberal: Retraso en el inicio de la pubertad, a menudo relacionado con problemas hormonales.

3. Trastornos tiroideos :

Hipotiroidismo congénito: deficiencia de hormonas tiroideas al nacer que, si no se trata, puede provocar retrasos en el desarrollo.

Hipertiroidismo: Aunque es más raro en los niños, puede producirse, a menudo como consecuencia de la enfermedad de Graves.

4. Trastornos metabólicos :

Diabetes de tipo 1: es la forma más frecuente de diabetes infantil y consiste en la destrucción autoinmune de las células productoras de insulina del páncreas.

Hipoglucemia neonatal: niveles bajos de azúcar en sangre en recién nacidos, que pueden deberse a causas endocrinas.

5. Trastornos del metabolismo óseo y mineral :

Raquitismo: a menudo causado por una carencia de vitamina D, provoca debilidad ósea en los niños.

Hiperparatiroidismo: Aunque es poco frecuente en niños, puede producirse y afectar al metabolismo del calcio.

6. Trastornos y síndromes genéticos :

Síndrome de Turner: trastorno genético que afecta a las niñas, a menudo asociado a insuficiencia ovárica y problemas cardíacos.

Síndrome de Klinefelter: Afecta a los varones y se asocia a una hipofunción testicular.

7. Trastornos de la glándula suprarrenal :

Hiperplasia suprarrenal congénita: Como ya se ha mencionado, puede provocar una producción excesiva o insuficiente de determinadas hormonas suprarrenales.

8. Trastornos del desarrollo sexual :

Ambigüedad genital: Los genitales externos no se desarrollan claramente como masculinos o femeninos, a menudo debido a anomalías hormonales.

El tratamiento de estas afecciones requiere un equipo multidisciplinar de endocrinólogos pediátricos, cirujanos, psicólogos y otros profesionales. La detección e intervención tempranas son cruciales para garantizar unos resultados óptimos y una mejor calidad de vida para los niños afectados.

Capítulo 7

ENDOCRINOLOGÍA Y EMBARAZO

Tratamiento de la diabetes gestacional.

La diabetes gestacional es una forma de diabetes que aparece durante el embarazo y afecta al modo en que las células utilizan el azúcar. Si no se controla adecuadamente, puede provocar complicaciones tanto para la madre como para el bebé. He aquí un enfoque fluido e integrado para controlar la diabetes gestacional:

El diagnóstico de diabetes gestacional suele sorprender a la futura madre. Esta noticia, en medio de las alegrías y ansiedades del embarazo, puede añadir otra capa de preocupación. Sin embargo, con un tratamiento adecuado, la mayoría de las mujeres con diabetes gestacional pueden dar a luz a un bebé sano y recuperar unos niveles normales de azúcar en sangre tras el parto.

Desde el momento del diagnóstico, es esencial un estrecho seguimiento médico. Las visitas prenatales se hacen más frecuentes, lo que permite vigilar de cerca el bienestar tanto de la madre como del feto. El autocontrol de los niveles de azúcar en sangre varias veces al día se convierte rápidamente en rutina. Estas mediciones diarias proporcionan una valiosa información sobre las reacciones del organismo a la comida, el ejercicio y otros factores.

La dieta desempeña un papel fundamental en el control de la diabetes gestacional. Una consulta con un dietista puede ayudar a elaborar una dieta equilibrada que promueva un aumento de peso saludable durante el embarazo y regule al mismo tiempo los niveles de azúcar en sangre. Suelen recomendarse comidas y tentempiés regulares, ricos en nutrientes y bajos en carbohidratos simples.
La actividad física es otro aliado. Un paseo diario, la natación u otras formas de ejercicio adaptadas al

embarazo pueden ayudar a reducir los niveles de azúcar en sangre.

Sin embargo, para algunas mujeres, la dieta y el ejercicio no son suficientes. En estos casos, pueden ser necesarios medicamentos como la insulina para mantener estables los niveles de azúcar en sangre. El objetivo es siempre el mismo: proteger la salud de la madre y garantizar el desarrollo óptimo del bebé.

A lo largo del embarazo, las ecografías periódicas controlan el crecimiento del feto. Estos exámenes ayudan a determinar si el bebé está creciendo demasiado deprisa, una preocupación frecuente en la diabetes gestacional. La fecha y el método del parto pueden verse influidos por estas observaciones y por el control de la glucemia.

Una vez que nace el bebé, la atención se centra en él y en regular sus niveles de azúcar en sangre. Los bebés de madres con diabetes mellitus gestacional pueden presentar hipoglucemia al nacer, lo que requiere vigilancia y tratamiento.

Para la madre, el seguimiento no se detiene después del parto. Se recomienda una prueba de tolerancia a la glucosa después del parto para asegurarse de que los niveles de azúcar en sangre han vuelto a la normalidad. Además, las mujeres que han desarrollado diabetes gestacional tienen un mayor riesgo de desarrollar diabetes de tipo 2 en etapas posteriores de su vida. Por eso, un estilo de vida sano y las revisiones periódicas son esenciales para prevenirla.

Controlar la diabetes gestacional es un viaje que requiere vigilancia y compromiso, pero con el apoyo adecuado, es totalmente posible superar este periodo con confianza y optimismo por el futuro de la madre y el niño.

Trastornos tiroideos durante el embarazo.

Los trastornos tiroideos durante el embarazo son afecciones que afectan a la glándula tiroides, una pequeña glándula con forma de mariposa situada en la base del cuello. El tiroides desempeña un papel crucial en la regulación del metabolismo, el crecimiento y el desarrollo. Durante el embarazo, una función tiroidea óptima es esencial para la salud de la madre y el desarrollo neurológico del feto.

1. Hipotiroidismo durante el embarazo :
El hipotiroidismo es una enfermedad en la que el tiroides no produce suficientes hormonas. Los síntomas pueden ser sutiles y a menudo se confunden con los típicos del embarazo, como fatiga, aumento de peso y depresión.

> **Consecuencias**: Si no se trata, el hipotiroidismo puede provocar complicaciones como retraso del crecimiento fetal, parto prematuro, preeclampsia, baja inteligencia en el niño e incluso aborto.

> **Gestión**: El cribado y el tratamiento con levotiroxina, una hormona tiroidea sintética, son cruciales para normalizar los niveles hormonales.

2. Hipertiroidismo durante el embarazo :
El hipertiroidismo es una producción excesiva de hormonas tiroideas. Las causas más frecuentes durante el embarazo son la enfermedad de Graves y la tiroiditis de Hashimoto.

> **Consecuencias**: El hipertiroidismo no tratado puede provocar insuficiencia cardiaca, trastornos del ritmo cardiaco, parto prematuro, preeclampsia, bajo aumento de peso fetal, hiperactividad tiroidea fetal y, en casos raros, muerte fetal.

> **Tratamiento**: El tratamiento depende de la causa y la gravedad. Pueden utilizarse fármacos antitiroideos,

como el propiltiouracilo o el metimazol, aunque su uso requiere una vigilancia cuidadosa debido a los posibles efectos secundarios para la madre y el feto.

3. Bocio durante el embarazo :
El bocio es un agrandamiento de la glándula tiroides. Puede desarrollarse como respuesta a una mayor demanda de hormonas tiroideas durante el embarazo.

Consecuencias: Un bocio puede indicar un problema subyacente, como hipotiroidismo o hipertiroidismo, pero a veces puede deberse simplemente a una carencia de yodo.

Tratamiento: El enfoque depende de la causa subyacente. En caso de deficiencia, puede recomendarse la administración de suplementos de yodo.

4. Tiroiditis post-parto :
Se trata de una inflamación de la glándula tiroides que suele producirse unos meses después del parto. Suele comenzar con una fase de hipertiroidismo, seguida de hipotiroidismo antes de volver a la normalidad.

Consecuencias: Los síntomas se asemejan a los de la "melancolía posparto" o depresión posparto, como fatiga, irritabilidad y trastornos del estado de ánimo.

Manejo: La mayoría de las mujeres se recuperan espontáneamente, pero algunas pueden requerir tratamiento, especialmente durante la fase hipotiroidea.

La función tiroidea desempeña un papel esencial durante el embarazo. Los trastornos tiroideos pueden tener graves consecuencias tanto para la madre como para el feto, de ahí la importancia del cribado, el seguimiento cuidadoso y el tratamiento adecuado en todas las fases del embarazo.

La importancia del control endocrino preconcepción.

El control endocrino previo a la concepción es un aspecto que a menudo se pasa por alto, pero que resulta fundamental para las mujeres que se plantean quedarse embarazadas, especialmente aquellas con problemas endocrinos o factores de riesgo conocidos. El objetivo de este control es garantizar que el equilibrio hormonal sea óptimo para la concepción, el desarrollo fetal y la buena evolución del embarazo. He aquí algunas razones por las que es tan importante:

1. Optimización de la función tiroidea :
La glándula tiroides desempeña un papel esencial durante el embarazo. Una función tiroidea subóptima, ya sea por hipotiroidismo o hipertiroidismo, puede afectar a la fertilidad y aumentar el riesgo de aborto, parto prematuro, preeclampsia y trastornos del neurodesarrollo del bebé.

2. Gestión de la diabetes :
Para las mujeres con diabetes, ya sea de tipo 1, 2 o MODY, es crucial equilibrar los niveles de azúcar en sangre antes y durante el embarazo. Unos niveles elevados de glucosa pueden aumentar el riesgo de malformaciones congénitas, parto prematuro y otras complicaciones para el bebé.

3. Trastornos de la glándula suprarrenal :
Las afecciones como la hiperplasia suprarrenal congénita deben tratarse cuidadosamente antes de la concepción para garantizar que tanto la madre como el feto tengan un equilibrio hormonal adecuado, minimizando el riesgo de complicaciones.

4. Hiperprolactinemia :
Los niveles elevados de prolactina pueden interferir en la ovulación y, por tanto, en la fertilidad. Identificar y tratar la

causa puede aumentar las posibilidades de concebir de forma natural.

5. Trastornos de la ovulación relacionados con las hormonas :
El síndrome de ovario poliquístico (SOP) es una causa frecuente de infertilidad ligada al desequilibrio hormonal. El tratamiento endocrino puede ayudar a regular los ciclos menstruales y mejorar las posibilidades de concepción.

6. Medicación y embarazo :
Algunos medicamentos utilizados para tratar trastornos endocrinos no son seguros durante el embarazo. Un endocrinólogo puede ayudar a ajustar o cambiar los tratamientos antes de la concepción para garantizar que sean seguros para el feto en desarrollo.

7. Prevención de complicaciones :
El control endocrino permite identificar y tratar los riesgos potenciales antes de que se conviertan en un problema durante el embarazo, evitando así complicaciones que podrían perjudicar a la madre o al niño.

8. Educación y asesoramiento :
Este seguimiento es también una oportunidad para educar a las futuras madres sobre la importancia del equilibrio hormonal durante el embarazo, las implicaciones de sus afecciones endocrinas y las medidas que pueden tomar para garantizar un embarazo sano.
El control endocrino previo a la concepción es una parte esencial de la planificación familiar para muchas mujeres. Sienta las bases de un embarazo sano al garantizar que las condiciones son óptimas para la concepción y el desarrollo fetal, al tiempo que permite prevenir y gestionar de forma proactiva los posibles riesgos.

Apoyo posparto y la lactancia.

La atención posparto es una etapa crucial tanto para la madre como para el niño, y las cuestiones relacionadas con la endocrinología desempeñan un papel importante, sobre todo en el contexto de la lactancia materna. Esta delicada etapa de la vida de la mujer, comúnmente denominada "cuarto trimestre", requiere una atención especial para garantizar el bienestar físico y emocional de la madre y promover el desarrollo saludable del bebé.

1. La importancia de las hormonas en la lactancia :
La lactancia es un proceso fuertemente regulado por hormonas, principalmente la prolactina y la oxitocina. Estas hormonas no solo desencadenan la producción y expulsión de leche, sino que también repercuten en el estado de ánimo y el bienestar emocional de la madre.

2. Desafíos endocrinos posparto :
Tiroiditis posparto: Se trata de una inflamación de la glándula tiroides que puede provocar hipertiroidismo seguido de hipotiroidismo. Puede afectar al estado de ánimo y a la energía, aspectos esenciales para adaptarse a la vida con un recién nacido.
Disfunción de las glándulas suprarrenales: El estrés del parto, unido a la privación de sueño, puede afectar a las glándulas suprarrenales, repercutiendo en la capacidad de la madre para hacer frente al estrés.

3. Apoyo a la lactancia :
Medicación y lactancia: Algunas mujeres pueden necesitar medicación para afecciones endocrinas. Es fundamental asegurarse de que estos medicamentos son compatibles con la lactancia.
Problemas de lactancia relacionados con la endocrinología: los trastornos endocrinos, como el

síndrome de ovario poliquístico o determinadas afecciones tiroideas, pueden influir en la lactancia. Para estas mujeres puede ser necesario el apoyo de un especialista.

4. Aspectos emocionales y psicológicos :
El equilibrio hormonal posparto puede influir mucho en el estado de ánimo y el bienestar emocional. Las hormonas, unidas a los retos físicos y emocionales que supone cuidar de un recién nacido, pueden hacer que algunas mujeres sean más vulnerables a trastornos como la depresión posparto.

5. Asesoramiento y educación :
Es esencial informar y asesorar a las nuevas madres sobre los cambios hormonales que pueden experimentar, cómo pueden afectar estos cambios a su capacidad de amamantar y cómo gestionarlos.

6. Seguimiento médico :
Las revisiones médicas periódicas con un endocrinólogo pueden ser beneficiosas para las mujeres con antecedentes de trastornos endocrinos o síntomas posparto. Esto permite identificar y tratar rápidamente cualquier desequilibrio hormonal.

7. Colaboración multidisciplinar :
El apoyo posparto y la lactancia materna pueden requerir la colaboración de varios profesionales: endocrinólogos, obstetras, pediatras, matronas, asesores de lactancia y terapeutas o psicólogos especializados en salud mental posparto.

El periodo posparto es un periodo de profundos cambios físicos y emocionales, en el que influye una cascada de fluctuaciones hormonales. Un apoyo adecuado, centrado en el bienestar endocrino de la madre, es fundamental para garantizar una transición saludable a esta nueva fase de la vida, promoviendo el bienestar de la madre y la salud óptima del bebé.

Capítulo 8

ENDOCRINOLOGÍA GERIÁTRICA

Cambios endocrinos con la edad.

El sistema endocrino, que engloba todas las glándulas y hormonas de nuestro cuerpo, desempeña un papel crucial en la regulación de muchas funciones vitales. A medida que envejecemos, este sistema, como muchos otros aspectos de nuestra fisiología, experimenta cambios significativos. Comprender estos cambios puede ayudarnos a anticipar y gestionar algunos de los retos asociados al envejecimiento.

1. Función tiroidea :

   Con la edad, es frecuente observar un ligero aumento de la TSH (hormona estimulante del tiroides), aunque los niveles de hormona tiroidea se mantienen dentro de los valores normales.

   El riesgo de hipotiroidismo, en el que la glándula tiroides no produce suficientes hormonas, aumenta con la edad. Del mismo modo, los nódulos tiroideos son más frecuentes en las personas mayores.

2. Hormonas sexuales :

   Para las mujeres: la menopausia, generalmente en torno a los 50 años, marca el final de la reproducción. Se caracteriza por una disminución importante de los niveles de estrógenos y progesterona.

   En los hombres: aunque no existe una "menopausia" masculina equivalente, se produce un descenso progresivo de la testosterona con la edad, a veces denominado andropausia. Esta disminución puede asociarse a síntomas como fatiga, disminución de la libido, pérdida de masa muscular y cambios de humor.

3. Homeostasis de la insulina y la glucosa :

   La resistencia a la insulina tiende a aumentar con la edad, lo que significa que el organismo necesita más insulina para regular eficazmente los niveles de azúcar en sangre.

Este aumento de la resistencia a la insulina es una de las razones por las que el riesgo de desarrollar diabetes de tipo 2 aumenta con la edad.

4. Hormonas del crecimiento y factor de crecimiento similar a la insulina (IGF-1) :

La secreción de la hormona del crecimiento disminuye significativamente con la edad, lo que provoca un descenso de los niveles de IGF-1. Esto puede contribuir a la pérdida de masa muscular y al aumento de la masa grasa. Esto puede contribuir a una pérdida de masa muscular y a un aumento de la masa grasa.

5. Hormonas suprarrenales :

La producción de DHEA y de su forma sulfatada (DHEA-S), precursores hormonales producidos por las glándulas suprarrenales, disminuye con la edad. Se cree que esta disminución puede desempeñar un papel en el envejecimiento y las enfermedades crónicas.

La capacidad de las glándulas suprarrenales para producir cortisol en respuesta al estrés también puede disminuir con la edad.

6. Hormona paratiroidea y metabolismo óseo :

Con la edad, la absorción intestinal de calcio disminuye, y los niveles de vitamina D también pueden descender. En respuesta, aumenta la hormona paratiroidea (PTH), lo que incrementa el riesgo de osteoporosis y fracturas.

7. Hormona antidiurética (ADH) :

La capacidad de concentrar la orina disminuye con la edad, en parte debido a cambios en la producción y respuesta de la ADH. Esto puede aumentar el riesgo de deshidratación en los ancianos.

En resumen, el envejecimiento va acompañado de una serie de cambios endocrinos que pueden tener consecuencias importantes para la salud y el bienestar. Un conocimiento profundo de estos cambios, junto con un seguimiento periódico e intervenciones adecuadas, puede ayudarnos a sortear los retos del envejecimiento con mayor serenidad.

Manejo de las enfermedades endocrinas en el paciente anciano.

El tratamiento de las enfermedades endocrinas en el paciente anciano es un reto especial debido a las comorbilidades que suelen presentarse, los cambios fisiológicos asociados a la edad y las implicaciones particulares de estas enfermedades para las personas mayores. A continuación se presenta un enfoque holístico del tratamiento de las enfermedades endocrinas en el paciente anciano:

1. Hipotiroidismo :

En los ancianos, los síntomas pueden ser atípicos (como letargo, confusión, intolerancia al frío o incluso depresión).

Al iniciar el tratamiento, es aconsejable comenzar con una dosis baja de levotiroxina y ajustarla gradualmente para evitar efectos cardiacos indeseables.

2. Hipertiroidismo :

Los síntomas pueden ser menos pronunciados en los ancianos, pero el riesgo de arritmia, en particular de fibrilación auricular, es mayor.

En función de la gravedad y la causa, puede considerarse la administración de fármacos antitiroideos sintéticos o el tratamiento con yodo radiactivo.

3. Diabetes :

El tratamiento de la diabetes en los pacientes de edad avanzada debe ser individualizado, teniendo en cuenta el riesgo de hipoglucemia, las comorbilidades y la esperanza de vida.

Los objetivos glucémicos pueden relajarse para evitar la hipoglucemia, especialmente en pacientes con antecedentes de caídas o deterioro cognitivo.

4. Osteoporosis :

La evaluación periódica de la densidad ósea puede ayudar a determinar el riesgo de fractura.

Puede recomendarse la administración de suplementos de calcio y vitamina D, combinados con bifosfonatos u otros fármacos, para reducir el riesgo.

5. Adenomas suprarrenales :

Estos tumores se detectan con frecuencia por casualidad en las personas mayores. Es necesario evaluar su funcionalidad y controlar su tamaño.

Los adenomas no funcionales que permanecen estables en tamaño pueden simplemente controlarse, mientras que los que segregan hormonas o aumentan de tamaño pueden requerir una intervención.

6. Hipogonadismo :

La disminución de la testosterona en los hombres mayores (a veces denominada andropausia) debe distinguirse del envejecimiento normal.

La administración de suplementos de testosterona es controvertida y debe considerarse caso por caso, evaluando los posibles beneficios y riesgos (sobre todo cardiovasculares).

7. Control de medicamentos :

Los ancianos suelen estar polimedicados, lo que aumenta el riesgo de interacciones farmacológicas.

Es esencial reevaluar periódicamente los medicamentos, en particular los utilizados para tratar los trastornos endocrinos, y ajustar las dosis si es necesario.

8. Enfoque multidisciplinar :

El tratamiento de las enfermedades endocrinas en pacientes de edad avanzada suele requerir la colaboración entre endocrinólogos, geriatras, cardiólogos, nefrólogos y otros especialistas.

La colaboración con dietistas, fisioterapeutas y trabajadores sociales también puede ser beneficiosa.

9. Educación y comunicación :

Es crucial educar a los pacientes ancianos y a sus cuidadores sobre sus trastornos endocrinos, proporcionándoles información clara y adecuada.

10. Tener en cuenta la calidad de vida :

Más allá de las cifras y los diagnósticos, es esencial tener en cuenta la calidad de vida, las preferencias y los valores del paciente a la hora de tomar decisiones terapéuticas.

El tratamiento de las enfermedades endocrinas en pacientes de edad avanzada requiere un enfoque individualizado, que tenga en cuenta la complejidad de los retos médicos, psicológicos y sociales específicos de esta población. La comunicación abierta, la educación adecuada y la gestión multidisciplinar son esenciales para garantizar un tratamiento óptimo y mejorar la calidad de vida.

Importancia de la polifarmacia e interacciones medicamentosas.

La polifarmacia, que se refiere al uso simultáneo de varios medicamentos por parte de un paciente, es una preocupación creciente en medicina, sobre todo entre los pacientes de edad avanzada o con múltiples patologías. Aunque a veces es necesaria para tratar afecciones complejas, la polifarmacia también puede conllevar una serie de retos y riesgos. Uno de los principales problemas asociados a la polifarmacia es la posibilidad de que se produzcan interacciones entre medicamentos. A continuación se analiza la importancia de la polifarmacia y las interacciones farmacológicas:

1. Aumento del riesgo de efectos secundarios :
Cada medicamento tiene su propio perfil de efectos secundarios. Cuando se combinan varios medicamentos, puede aumentar el riesgo de experimentar uno o varios de estos efectos secundarios.

2. Interacciones medicamentosas :
Interacción farmacodinámica: Se produce cuando dos o más fármacos tienen efectos aditivos o antagónicos. Por ejemplo, si dos fármacos reducen la tensión arterial, su efecto combinado podría causar una hipotensión peligrosa.

Interacción farmacocinética: Se produce cuando un fármaco afecta a la absorción, distribución, metabolismo o eliminación de otro. Por ejemplo, un fármaco puede inhibir una enzima hepática que metaboliza otro fármaco, dando lugar a niveles más elevados de este último en la sangre.

3. Incumplimiento de la medicación :
Con un gran número de medicamentos que tomar, la capacidad del paciente para seguir correctamente el régimen prescrito puede disminuir, dando lugar a omisiones, dosis dobles u otros errores.

4. Aumento del riesgo de caídas :
Varios fármacos, sobre todo los que afectan al sistema nervioso central (como los sedantes o los antihipertensivos), pueden aumentar el riesgo de caídas en los ancianos.

5. Costes elevados :
La polifarmacia puede generar costes considerables en medicamentos para los pacientes y el sistema sanitario.

6. Riesgo de prescripción en cascada :
Esto ocurre cuando los efectos secundarios de un medicamento se interpretan erróneamente como una

nueva afección, lo que lleva a la prescripción de otros fármacos, agravando así la polifarmacia.

7. Dificultades de seguimiento :
Con muchos fármacos, el seguimiento de las dosis, los horarios y las posibles interacciones puede resultar complejo para los cuidadores y los profesionales sanitarios.

Estrategias para gestionar la polifarmacia :
   Revisión periódica de los medicamentos: Es esencial revisar periódicamente todos los medicamentos que toma un paciente, evaluando la necesidad y eficacia de cada uno de ellos.
   Priorizar los medicamentos: Siempre que sea posible, dé prioridad a los medicamentos esenciales y considere la posibilidad de reducir o suspender los medicamentos no esenciales.
   Educación: garantizar que los pacientes y sus cuidadores comprendan la finalidad de cada medicamento, cómo tomarlo correctamente y sean conscientes de los posibles efectos secundarios.
   Utilice herramientas y tecnologías: Los pastilleros, las aplicaciones de recordatorio y otras herramientas pueden ayudar a los pacientes a gestionar su medicación con eficacia.

Aunque la polifarmacia puede ser necesaria en algunos casos, requiere una atención y un seguimiento cuidadosos para minimizar los riesgos y maximizar los beneficios. Reconocer la importancia de las interacciones farmacológicas y adoptar un enfoque centrado en el paciente puede mejorar enormemente la calidad de la asistencia y la seguridad del paciente.

Apoyo a la calidad de vida y autonomía.

La calidad de vida y la independencia son objetivos clave en la atención a todas las personas, en particular a los ancianos, los pacientes con enfermedades crónicas y las personas con discapacidad. Promover una buena calidad de vida y apoyar la independencia implica un enfoque holístico que tenga en cuenta las necesidades físicas, psicológicas, sociales y emocionales de cada individuo. He aquí algunos elementos clave a tener en cuenta en este proceso:

1. Evaluación global :

   Evaluación funcional: consiste en examinar la capacidad de la persona para realizar actividades esenciales de la vida diaria, como alimentarse, vestirse y lavarse, así como tareas más complejas, como hacer la compra o gestionar las finanzas.

   Evaluación psicológica: identificar cualquier signo de depresión, ansiedad u otros problemas de salud mental que puedan afectar a la calidad de vida.

2. Tratamiento médico adecuado :

   Minimizar la polifarmacia en la medida de lo posible y gestionar los medicamentos para evitar efectos secundarios o interacciones que puedan afectar a la movilidad o la cognición.

   Seguimiento periódico para controlar las enfermedades crónicas y prevenir complicaciones.

3. Fisioterapia y rehabilitación :

   Unos ejercicios adecuados pueden ayudar a mejorar la fuerza, el equilibrio y la movilidad, reduciendo el riesgo de caídas y fomentando la independencia.

   La rehabilitación puede ser esencial tras acontecimientos como un ictus o una intervención quirúrgica.

4. Apoyo psicológico y social :
  Ofrecer acceso a terapias o grupos de apoyo.
  Fomentar la socialización para combatir el aislamiento, ya sea mediante actividades en grupo, clubes o actos comunitarios.
5. Ayudas técnicas y mejoras en el hogar :
  Dispositivos como bastones, andadores, salvaescaleras o barandillas pueden ayudar a mantener la independencia en el hogar.
  Adaptar la vivienda para hacerla accesible y segura: por ejemplo, eliminar obstáculos, instalar rampas, ensanchar puertas para sillas de ruedas, etc.
6. Educación y formación :
  Educar a las personas sobre su enfermedad, la medicación que toman y las estrategias que pueden utilizar para mantener o mejorar su calidad de vida.
  A los pacientes con enfermedades crónicas, como la diabetes, ofrézcales formación sobre cómo controlar su enfermedad.
7. Apoyo a los cuidadores :
  Los cuidadores desempeñan un papel crucial en el mantenimiento de la calidad de vida y la independencia de las personas, por lo que es esencial apoyarles, proporcionarles recursos y, si es necesario, darles un respiro (cuidados de relevo).
8. Fomentar la autoeficacia :
  Ayudar a las personas a reconocer sus capacidades y desarrollar habilidades para gestionar su salud y bienestar puede aumentar su confianza y autonomía.
9. Integrar las preferencias y los valores individuales :
  La toma de decisiones compartida, que tiene en cuenta los deseos, valores y preferencias de cada individuo, es esencial para garantizar que la atención se ajusta a lo que es más importante para ellos.

Apoyar la calidad de vida y la independencia es un empeño multidimensional que requiere un planteamiento integrado, individualizado y centrado en la persona. La clave reside en comprender las necesidades únicas de cada individuo y poner en marcha las estrategias adecuadas para apoyarle en su camino hacia la salud y el bienestar.

Capítulo 9

TECNOLOGÍA Y TELEMEDICINA EN ENDOCRINOLOGÍA

El uso de bombas de insulina y monitores continuos de glucosa.

La evolución de la tecnología médica ha propiciado avances significativos en el tratamiento de la diabetes, sobre todo con el desarrollo de las bombas de insulina y los monitores continuos de glucosa (MCG). Utilizadas solas o combinadas, estas herramientas pueden mejorar considerablemente el control de la diabetes y la calidad de vida de los pacientes.

1. Bombas de insulina :

¿Qué es una bomba de insulina? Una bomba de insulina es un dispositivo electrónico del tamaño de un pequeño teléfono móvil que administra insulina de forma continua las 24 horas del día. Sustituye a las múltiples inyecciones diarias de insulina.

Beneficios: Las bombas pueden mejorar el control glucémico al permitir ajustes más precisos y flexibles de las dosis de insulina. Pueden reducir las variaciones extremas de los niveles de azúcar en sangre, disminuir el riesgo de hipoglucemia nocturna y ofrecer una mayor flexibilidad en las rutinas diarias.

Consideraciones: El uso de una bomba requiere formación, un seguimiento cuidadoso y ajustes regulares. Suele recomendarse a pacientes que tienen dificultades para mantener un buen control glucémico con inyecciones.

2. Monitores continuos de glucosa (MCG) :

¿Qué es un MCG? Un MCG es un dispositivo que mide los niveles de glucosa en sangre de forma continua durante el día y la noche. Consiste en un sensor insertado bajo la piel que mide los niveles de glucosa en el líquido intersticial (el líquido que rodea las células).

Ventajas: Los MCG ofrecen una visión detallada de las variaciones de la glucosa en sangre, lo que permite a los pacientes y a los profesionales sanitarios ajustar el tratamiento en consecuencia. Pueden alertar a los pacientes de hipoglucemias o hiperglucemias inminentes, lo que puede ser especialmente útil por la noche o en pacientes que no sienten los síntomas de la hipoglucemia.

Consideraciones: Al igual que con las bombas, el uso de un MCG requiere formación. Algunos MCG también requieren la calibración con un medidor de glucosa convencional.

3. Sistemas integrados - bombas de insulina y MCG :

Algunos sistemas combinan la bomba de insulina y el MCG para proporcionar un "circuito cerrado" o sistema de páncreas artificial. Esto significa que el MCG se comunica directamente con la bomba para ajustar la administración de insulina en función de las lecturas de glucosa, lo que reduce la necesidad de intervención manual.

Estos sistemas pueden mejorar significativamente el control glucémico, reducir el riesgo de episodios de hipo e hiperglucemia y ofrecer mayor tranquilidad a los pacientes y sus familias.

4. Factores a tener en cuenta :

Elección del paciente: aunque estas tecnologías ofrecen muchas ventajas, no son adecuadas para todo el mundo. La elección de utilizarlas debe basarse en las preferencias individuales, el estilo de vida, la edad, la adherencia al tratamiento y la capacidad para manejar la tecnología.

Costes y cobertura del seguro: las bombas y los MCG pueden ser caros, por lo que es esencial informarse sobre la cobertura del seguro y los programas de asistencia disponibles.

Formación y apoyo: Para que estos dispositivos se utilicen con eficacia es esencial una formación exhaustiva y un apoyo continuo.

Las bombas de insulina y los MCG han revolucionado el tratamiento de la diabetes, proporcionando a los pacientes herramientas que pueden mejorar significativamente el control glucémico y la calidad de vida. Como ocurre con todas las decisiones médicas, es esencial adoptar un enfoque centrado en el paciente, sopesando los pros y los contras en función de las necesidades y preferencias individuales.

Consultas a distancia
y seguimiento virtual del paciente.

La telemedicina, que engloba las consultas a distancia y el seguimiento virtual de los pacientes, ha ganado popularidad en los últimos años, entre otras cosas por los avances tecnológicos y circunstancias mundiales como la pandemia de COVID-19. Ofrece mayor flexibilidad, mejora el acceso a la asistencia y puede reducir los costes asociados a las consultas presenciales. Sin embargo, también existen retos asociados a su uso. Veamos las ventajas, limitaciones e implicaciones de esta modalidad asistencial.

Ventajas :

Accesibilidad: la telemedicina puede eliminar las barreras geográficas, permitiendo a los pacientes que viven en zonas rurales o remotas acceder a especialistas y cuidados sin tener que desplazarse.

Flexibilidad: las consultas pueden programarse fuera del horario tradicional, lo que conviene a muchos pacientes y profesionales sanitarios.

Ahorro de costes: los pacientes pueden ahorrar dinero y tiempo al evitar desplazamientos. También puede reducir los costes de los centros sanitarios al minimizar el uso de infraestructuras.

Continuidad de   la atención: la telemedicina puede facilitar el seguimiento periódico, sobre todo en pacientes con enfermedades crónicas.

Seguridad: durante epidemias o situaciones de emergencia, la telemedicina puede reducir el riesgo de exposición al tiempo que garantiza la continuidad de la atención.

Límites :

Limitaciones tecnológicas: no todos los pacientes tienen acceso a una conexión estable a Internet o a los dispositivos necesarios para las consultas a distancia.

Habilidades tecnológicas: algunos pacientes, sobre todo los ancianos, pueden sentirse incómodos con la tecnología o tener dificultades para utilizarla.

Calidad de la atención: algunas afecciones requieren un examen físico u otras intervenciones que no pueden realizarse virtualmente.

Confidencialidad y seguridad: es crucial garantizar que las plataformas de telemedicina cumplan las normas de confidencialidad y seguridad de los datos de los pacientes.

Implicaciones para la práctica :

Formación y educación: los profesionales sanitarios deben recibir formación sobre el uso de la tecnología y cómo realizar consultas a distancia eficaces.

Consentimiento informado: es esencial informar a los pacientes de las ventajas y los límites de la telemedicina y obtener su consentimiento.

Integración con la atención tradicional: La telemedicina debe integrarse perfectamente en el itinerario asistencial general del paciente, en colaboración con la atención presencial.

Adaptabilidad: Los profesionales deben estar preparados para adaptarse, ya sea a la gestión de problemas tecnológicos o a la identificación de situaciones en las que sea necesaria la consulta cara a cara.

La telemedicina tiene el potencial de transformar la forma en que se presta la asistencia, haciendo que la medicina sea más accesible, eficiente y centrada en el paciente. Sin embargo, para aprovechar al máximo sus ventajas, es esencial afrontar los retos de forma proactiva y garantizar que la tecnología se utilice de forma que complemente la atención tradicional, centrándose al mismo tiempo en la calidad, la seguridad y la integridad de la asistencia.

La importancia de la formación tecnológica de los enfermeros.

En la era de la digitalización y la medicina de vanguardia, la tecnología desempeña un papel esencial en casi todos los aspectos de la asistencia sanitaria. Para los enfermeros, profesionales en primera línea de los cuidados, adaptarse a esta ola tecnológica no solo es beneficioso, sino crucial. He aquí por qué la formación tecnológica es de vital importancia para los enfermeros:

1. Mejorar la precisión y la eficacia :
El uso de historias clínicas electrónicas (HCE) y otras herramientas digitales puede reducir los errores manuales, garantizar un acceso rápido a la información del paciente y facilitar la coordinación de la atención entre distintos profesionales sanitarios.

2. Control e intervención en tiempo real :
Muchos dispositivos médicos modernos, desde monitores cardíacos a bombas de infusión, están ahora conectados y

pueden transmitir datos en tiempo real. Los enfermeros formados en estas tecnologías pueden reaccionar rápidamente a los cambios en el estado de un paciente.

3. Telemedicina y teleasistencia :
Con el auge de la telemedicina, las enfermeras pueden desempeñar un papel clave en la prestación de cuidados a distancia, ya sea para el seguimiento de pacientes, la educación o las consultas iniciales.

4. Acceso a recursos educativos y profesionales
La tecnología ofrece a los enfermeros acceso a multitud de recursos educativos, desde seminarios web a cursos en línea, que les permiten mantenerse al día de las últimas prácticas e investigaciones.

5. Mejora de la comunicación :
Las plataformas digitales de comunicación fomentan una mejor colaboración entre los equipos asistenciales, ya sea para discutir la atención de un paciente, transferir responsabilidades o consultar casos complejos.

6. Seguridad y confidencialidad :
Una formación adecuada permite al personal de enfermería comprender la importancia de la seguridad y la confidencialidad de los datos, y tomar las medidas oportunas para proteger la información sensible de los pacientes.

7. Empoderamiento del paciente :
Muchos pacientes utilizan ahora aplicaciones y dispositivos para controlar su salud. El personal de enfermería con formación tecnológica puede ayudar a los pacientes a navegar por estas herramientas y utilizarlas eficazmente.

8. Gestión de la carga de trabajo :
Las soluciones tecnológicas, como los sistemas de gestión de pacientes o las aplicaciones de programación, pueden ayudar al personal de enfermería a gestionar su carga de trabajo, priorizar las tareas y garantizar una atención óptima a cada paciente.

9. Adaptabilidad ante un panorama médico en rápida evolución :

La tecnología médica evoluciona rápidamente. Para seguir siendo relevantes y eficaces en su función, los enfermeros deben estar preparados para adoptar nuevas soluciones a medida que surgen.

La formación tecnológica no es sólo una ventaja, sino que se ha convertido en una necesidad para los enfermeros. En un mundo médico en constante cambio, dotar a los enfermeros de las competencias necesarias para desenvolverse con soltura en el entorno tecnológico actual no solo garantiza unos cuidados de mayor calidad, sino que también refuerza el papel esencial de los enfermeros como pilares del sistema sanitario.

La telemedicina como una herramienta para la colaboración interdisciplinar.

La telemedicina ha evolucionado considerablemente, pasando de ser un simple medio de consulta a distancia a una plataforma dinámica de colaboración para profesionales sanitarios de diversas disciplinas. Ahora es una herramienta esencial para una colaboración interdisciplinar eficaz, que fomenta un enfoque integrado de la asistencia. He aquí cómo la telemedicina facilita esta colaboración:

1. Mayor acceso a una amplia gama de expertos :
La telemedicina permite a equipos de médicos, enfermeros, farmacéuticos, terapeutas y otros profesionales sanitarios trabajar juntos, independientemente de su ubicación geográfica. Esto es especialmente valioso para las zonas rurales o desatendidas, donde pueden faltar determinadas especialidades.

2. Consultas conjuntas en tiempo real :
Expertos de distintos campos pueden consultar simultáneamente un caso complejo, lo que permite tomar decisiones con conocimiento de causa. Por ejemplo, un cardiólogo, un nefrólogo y un médico general pueden debatir juntos las mejores opciones de tratamiento para un paciente.

3. Seguimiento coordinado de los pacientes :
La telemedicina facilita el seguimiento coordinado de pacientes de distintas especialidades, garantizando que todos los profesionales implicados estén al día de los últimos avances, tratamientos y planes de cuidados.

4. Educación y formación interprofesionales :
Los profesionales sanitarios pueden trabajar juntos para ofrecer seminarios, talleres y formación a sus colegas, compartiendo conocimientos y buenas prácticas entre distintas disciplinas.

5. Revisiones interdisciplinarias de casos :
La telemedicina permite a los equipos debatir casos con regularidad, compartir perspectivas y formular recomendaciones asistenciales de forma colectiva.

6. Compartir recursos e información :
La tecnología integrada en la telemedicina facilita el intercambio de historiales médicos, imágenes diagnósticas y otra información relevante entre profesionales, lo que es esencial para una atención integral del paciente.

7. Mejorar la comunicación :
La comunicación es fundamental para la colaboración interdisciplinar. La telemedicina ofrece plataformas que permiten una comunicación fluida y eficaz, reduciendo malentendidos y solapamientos.

8. Atención centrada en el paciente :
La colaboración interdisciplinar a través de la telemedicina garantiza que el paciente esté en el centro de las conversaciones, con un enfoque integrado que tiene en cuenta todos los aspectos de su salud.

9. Ahorro de costes y eficiencia :
La coordinación a través de la telemedicina puede reducir la necesidad de que los pacientes realicen múltiples visitas a distintos especialistas, minimizando así los desplazamientos, los costes y el tiempo.

10. Flexibilidad :
La posibilidad de organizar reuniones y consultas virtuales ofrece una flexibilidad sin precedentes a los profesionales, permitiéndoles trabajar juntos en momentos que se adaptan a sus limitaciones.

Como herramienta de colaboración interdisciplinar, la telemedicina está transformando el modo en que los profesionales sanitarios interactúan, aprenden y atienden a los pacientes. Promueve un enfoque integrado de la atención, garantizando que cada paciente se beneficie de la experiencia colectiva para obtener resultados óptimos. A medida que la tecnología siga evolucionando, es probable que el impacto de la telemedicina en la colaboración interdisciplinar no haga sino aumentar.

Capítulo 10

ASPECTOS PSICOSOCIALES EN ENDOCRINOLOGÍA

Comprender el impacto emocional enfermedades endocrinas.

Las enfermedades endocrinas, al igual que otras afecciones médicas, pueden tener un profundo impacto en el bienestar emocional y psicológico de una persona. Comprender estas repercusiones es esencial, no sólo para el propio paciente, sino también para los cuidadores, familiares y amigos, con el fin de proporcionar el apoyo adecuado y facilitar la gestión de la enfermedad.

Los desequilibrios hormonales, núcleo de los trastornos endocrinos, influyen directamente en el estado de ánimo, la cognición y el comportamiento. Por ejemplo, las fluctuaciones tiroideas pueden desencadenar sentimientos de ansiedad, depresión o irritabilidad. Del mismo modo, las personas con diabetes pueden experimentar estrés o ansiedad relacionados con el control constante de sus niveles de azúcar en sangre, el miedo a las complicaciones o la mera presión de tener que vivir con una enfermedad crónica.

A esto hay que añadir la carga de síntomas físicos -fatiga, fluctuaciones de peso, cambios en el aspecto corporal- que pueden provocar sentimientos de inseguridad, aislamiento social o baja autoestima. Las implicaciones emocionales de las enfermedades endocrinas también pueden tener un efecto dominó en las relaciones, el trabajo y la calidad de vida en general. Los pacientes pueden sentirse incomprendidos o estigmatizados, sobre todo si sus síntomas no son inmediatamente perceptibles para los demás.

Es fundamental reconocer que estas reacciones emocionales no son simples "efectos secundarios" de la enfermedad, sino que forman parte intrínseca de la experiencia del paciente. Por lo tanto, el enfoque de la atención debe ser holístico, teniendo en cuenta tanto las necesidades fisiológicas como las psicológicas.

Los profesionales sanitarios deben estar capacitados para reconocer los signos de malestar emocional y orientar a los pacientes hacia los recursos adecuados, ya sean grupos de apoyo, terapia u otras intervenciones. Los pacientes, por su parte, pueden beneficiarse aprendiendo estrategias de afrontamiento, practicando la atención plena o simplemente compartiendo sus sentimientos con otras personas que estén pasando por experiencias similares.

Comprender el impacto emocional de las enfermedades endocrinas es un paso esencial para proporcionar una atención integral y compasiva. Cada paciente es una entidad compleja y polifacética, y su bienestar emocional está íntimamente ligado a su salud física.

Apoyo psicológico específico: depresión, ansiedad, trastornos de la imagen corporal.

El apoyo psicológico a los pacientes con enfermedades endocrinas es esencial. La manifestación y el manejo de estas enfermedades pueden provocar a menudo sentimientos de depresión, ansiedad y trastornos de la imagen corporal. Cada uno de estos aspectos merece una atención especial para garantizar una atención holística al paciente.

Depresión:
La depresión puede ser tanto una consecuencia como un factor agravante de las enfermedades endocrinas. El desequilibrio hormonal puede influir en la química cerebral y afectar al estado de ánimo, provocando sentimientos persistentes de tristeza, desinterés o desesperanza.

Además, los retos diarios de gestionar una enfermedad crónica pueden pesar mucho en la mente, exacerbando los sentimientos de depresión. El apoyo terapéutico, ya sea en forma de terapia individual, medicación antidepresiva o grupos de apoyo, es esencial para ayudar a los pacientes a navegar por estas aguas turbulentas y volver a una vida equilibrada y plena.

Ansiedad :
La incertidumbre asociada a la evolución de la enfermedad, los resultados de las pruebas médicas o las posibles complicaciones pueden ser una fuente importante de ansiedad. Además, ciertos desequilibrios hormonales pueden provocar directamente síntomas de ansiedad. El reconocimiento precoz de estos síntomas es crucial. **Para controlar la ansiedad pueden utilizarse** técnicas como la terapia cognitivo-conductual, la meditación o la respiración guiada**.**

Trastornos de la imagen corporal :
Las enfermedades endocrinas, como los trastornos tiroideos o el síndrome de ovario poliquístico, pueden provocar cambios físicos notables, como aumento o pérdida de peso, caída del cabello o problemas cutáneos. Estos cambios pueden tener un profundo efecto en la autopercepción y la autoestima de una persona. El apoyo psicológico, a menudo en forma de terapia individual o grupos de apoyo, puede ayudar a los pacientes a reconstruir su autoimagen y a desarrollar una aceptación y valoración positivas de su cuerpo.

Un factor esencial que hay que recordar es que el cuerpo y la mente están intrínsecamente relacionados. Un desequilibrio o una perturbación en uno de ellos puede repercutir en el otro. Por lo tanto, el apoyo psicológico específico no debe considerarse una consideración secundaria, sino una parte integral del cuidado general del paciente. Al reconocer y abordar estos aspectos psicológicos, no sólo podemos mejorar la calidad de vida de los pacientes, sino también mejorar potencialmente sus resultados médicos.

Apoyo a grupos específicos: adolescentes, transexuales, pacientes de infertilidad.

El tratamiento de las enfermedades endocrinas requiere una atención especial para grupos específicos que pueden enfrentarse a retos únicos debido a su situación o identidad. Los adolescentes, los transexuales y los pacientes infértiles, por ejemplo, pueden tener necesidades emocionales y psicológicas específicas que merecen una atención adaptada.

Adolescentes :
La adolescencia es una época de transición, rápido crecimiento e importantes cambios hormonales. Los adolescentes con enfermedades endocrinas pueden enfrentarse a retos como el estigma de los compañeros, la baja autoestima o las dificultades para seguir el tratamiento. El apoyo adecuado a la edad puede incluir:
  Consultas con psicólogos especializados en temas de adolescencia.
  Crear grupos de apoyo para adolescentes que se enfrentan a retos similares.
  Educación sobre la gestión de enfermedades en un momento en que la independencia y la responsabilidad van en aumento.

Personas transgénero :
Las personas transexuales que buscan alinear su identidad de género con su cuerpo pueden recurrir a tratamientos hormonales. Estos tratamientos, aunque esenciales para

113

su bienestar, también pueden conllevar retos emocionales y fisiológicos.

- Apoyo psicológico para ayudarle a afrontar los cambios corporales y las reacciones de la sociedad.
- Información y educación claras sobre los efectos y las implicaciones de los tratamientos hormonales.
- Grupos o comunidades de apoyo donde compartir experiencias y consejos.

Pacientes infértiles :

La infertilidad puede tener profundas repercusiones emocionales, a menudo acompañadas de sentimientos de pérdida, vergüenza o culpabilidad. Las parejas o personas afectadas pueden necesitar :

- Terapia individual o de pareja para tratar el duelo, el estrés o las tensiones relacionales vinculadas a la infertilidad.
- Grupos de apoyo donde compartir experiencias y obtener asesoramiento.
- Educación sobre las opciones disponibles, ya sea tratamiento médico u otras vías como la adopción o la maternidad subrogada.

La gestión de las enfermedades endocrinas va mucho más allá del tratamiento médico. Para los grupos específicos mencionados, el apoyo emocional y psicológico es esencial para garantizar una calidad de vida óptima y un bienestar duradero. Es imperativo que los profesionales sanitarios adopten un enfoque holístico, teniendo en cuenta las necesidades individuales y únicas de cada paciente y ofreciendo una atención adaptada a esas necesidades.

Técnicas de comunicación abordar temas delicados.

Tratar temas delicados con los pacientes o sus familiares requiere una comunicación empática, reflexiva y respetuosa. Estos momentos delicados pueden estar relacionados con un diagnóstico difícil, decisiones terapéuticas complejas o noticias inesperadas. He aquí algunas técnicas de comunicación que pueden facilitar estas delicadas discusiones respetando los sentimientos y preocupaciones de los implicados:

1. Crear el entorno adecuado :
Elige un lugar tranquilo y privado para la conversación. Asegúrate de que el entorno es cómodo para todas las partes y evita posibles interrupciones.

2. Escucha activa :
Preste toda su atención a lo que dice el paciente o su familia. Esto significa escuchar no sólo con los oídos, sino también con el corazón y la mente. Toma nota de sus preocupaciones, dudas y sentimientos.

3. Utilizar un lenguaje sencillo y claro :
Evite la jerga médica o técnica. Exprésese de forma concisa y asegúrese de que la información se entiende con claridad.

4. Validar las emociones :
Reconozca y valide los sentimientos del paciente o su familia. Frases como "Entiendo por qué te sientes así" o "Es perfectamente normal sentirse así" pueden ser reconfortantes.

5. Haga preguntas abiertas:
Preguntas como "¿Cómo se siente al respecto?" o "¿Cuáles son sus principales preocupaciones?" pueden

fomentar el diálogo y dar a los pacientes la oportunidad de expresar sus sentimientos.

6. Mostrar empatía:
Demuestre que realmente le importan los sentimientos y preocupaciones del paciente. Una simple frase como "siento mucho que estés pasando por esto" puede tener un impacto significativo.

7. Sé paciente:
Dé tiempo al paciente o a la familia para procesar la información y esté preparado para repetirla o aclararla si es necesario.

8. Ofrecer apoyo :
Remitir al paciente o a la familia a recursos adicionales, ya sean grupos de apoyo, terapia u otros profesionales sanitarios.

9. Implicar al paciente en el proceso de toma de decisiones :
Haga que los pacientes sientan que tienen voz en las decisiones sobre su atención. Esto puede ayudarles a sentirse más en control y reducir la ansiedad o el miedo.

10. Practicar la regulación emocional:
Es crucial que los profesionales sanitarios gestionen sus propias emociones durante las discusiones delicadas para permanecer centrados y presentes para el paciente.

11. Pedir opiniones :
Después de compartir la información, pregunte al paciente o a la familia si tienen alguna duda o si hay algo que no hayan entendido.

12. Concluya con pasos concretos:
Termina la conversación resumiendo los principales puntos planteados y discutiendo los siguientes pasos o acciones a emprender.

En todos los intercambios, el respeto, la compasión y la honestidad deben estar en el centro de la comunicación. Adoptando un enfoque empático y centrado en el paciente, los profesionales sanitarios pueden abordar cuestiones delicadas de forma respetuosa y constructiva, al tiempo que generan confianza y apoyo mutuo.

Capítulo 11

NUTRICIÓN
Y
ENDOCRINOLOGÍA

Principios básicos de nutrición en endocrinología.

La nutrición desempeña un papel esencial en endocrinología, ya que las hormonas regulan muchas de las funciones metabólicas del organismo, influyendo en la absorción, distribución y utilización de los nutrientes. Adoptar una dieta adecuada puede ayudar a controlar, prevenir o incluso revertir ciertos trastornos endocrinos.

El equilibrio entre hidratos de carbono, proteínas y grasas es crucial, sobre todo para las personas con diabetes, enfermedad en la que la insulina, hormona producida por el páncreas, no funciona correctamente. El control preciso de la ingesta de hidratos de carbono, junto con la medicación o la insulina, es esencial para mantener estables los niveles de glucosa en sangre.

Del mismo modo, las personas con trastornos tiroideos, ya sean hipo o hipertiroideas, deben vigilar lo que comen. El bajo peso o el sobrepeso pueden afectar a la secreción de hormonas tiroideas, y ciertos nutrientes, como el yodo, son esenciales para la síntesis de estas hormonas.

Para las pacientes con síndrome de ovario poliquístico (SOP), un trastorno endocrino frecuente en mujeres en edad fértil, una dieta adecuada puede ayudar a controlar los síntomas. El SOP suele asociarse a la resistencia a la insulina, por lo que una dieta baja en hidratos de carbono puede ser beneficiosa.

Además, las hormonas paratiroideas regulan los niveles de calcio en la sangre, y se recomienda una dieta rica en calcio, combinada con vitamina D, para las personas que sufren hipoparatiroidismo, en el que la producción de estas hormonas es insuficiente.

Por tanto, la nutrición en endocrinología va mucho más allá de la simple dieta. Está profundamente entrelazada con la bioquímica del organismo, que se ve afectada por las hormonas que regulan tantas funciones corporales y a su vez influye en ellas. Cada afección endocrina puede requerir un enfoque nutricional ligeramente diferente, y trabajar en estrecha colaboración con dietistas y endocrinólogos especializados es esencial para garantizar que los pacientes reciban no sólo los nutrientes que necesitan, sino también la educación y el apoyo que necesitan para gestionar de forma proactiva su afección.

Dietética específica :
Diabetes, trastornos tiroideos, obesidad.

La dietética es un pilar fundamental en el tratamiento de muchas enfermedades endocrinas, como la diabetes, los trastornos tiroideos y la obesidad. Cada afección presenta sus propios retos y requiere un enfoque nutricional adaptado para garantizar una gestión óptima de la enfermedad.

Diabetes :
El control de la diabetes gira principalmente en torno a la regulación de los niveles de azúcar en sangre. Los elementos clave incluyen:

- **Control de los hidratos de carbono**: es esencial controlar la ingesta de hidratos de carbono y comprender su impacto en los niveles de glucosa en sangre. Esto puede controlarse mediante la planificación de las comidas y, en algunos casos, utilizando técnicas como el recuento de carbohidratos.
- **Alimentos con un índice glucémico (IG) bajo**: Estos alimentos provocan un aumento más lento y estable de los niveles de azúcar en sangre.

Fibra dietética: Puede ayudar a regular los picos de azúcar en sangre y mejorar la sensibilidad a la insulina.

Trastornos tiroideos:

La dieta puede desempeñar un papel en el tratamiento de los trastornos tiroideos, aunque las recomendaciones varían en función de la naturaleza específica del trastorno.

Yodo: Es un elemento clave en la producción de hormonas tiroideas. Es esencial una dieta equilibrada con fuentes adecuadas de yodo (como el marisco y la sal yodada).

Evitar los goitrógenos: En algunos casos, puede ser aconsejable limitar el consumo de alimentos goitrogénicos (como la soja, la col rizada y el brécol), sobre todo si se padece deficiencia de yodo.

Obesidad :

La obesidad suele estar relacionada con desequilibrios endocrinos y resistencia a la insulina. Un enfoque dietético para controlar la obesidad podría incluir:

Déficit calórico: Es esencial para perder peso. Significa consumir menos calorías de las que gasta tu cuerpo.

Proteínas: Una dieta rica en proteínas puede ayudarle a sentirse saciado y a mantener la masa muscular durante la pérdida de peso.

Reducir los azúcares simples y las grasas saturadas: optar por fuentes de hidratos de carbono complejos y grasas saludables puede mejorar la calidad de su dieta y favorecer la pérdida de peso.

Hidratación: Beber suficiente agua puede contribuir a la saciedad y la eliminación.

Es fundamental señalar que, aunque la dieta es un elemento clave en el tratamiento de estos trastornos endocrinos, es sólo una parte de la ecuación. Para un tratamiento eficaz suele ser necesario un enfoque holístico que incluya ejercicio, medicación adecuada y apoyo psicológico. Además, cada persona es única; lo que funciona para una persona puede no funcionar para otra. Por lo tanto, es esencial colaborar estrechamente con los profesionales sanitarios para desarrollar un plan adaptado a cada persona.

Trabajar con nutricionistas/dietistas.

La colaboración entre profesionales de la endocrinología y nutricionistas o dietistas es crucial para garantizar una atención óptima a los pacientes que sufren trastornos endocrinos. Su experiencia conjunta permite elaborar planes de tratamiento completos y personalizados que combinan un asesoramiento nutricional en profundidad con el tratamiento médico de los trastornos hormonales.

1. Enfoque integrado de la atención :
Un paciente con una enfermedad endocrina, ya sea diabetes, trastornos tiroideos u obesidad, suele requerir un asesoramiento nutricional específico. El endocrinólogo, aunque es un experto en hormonas, puede no tener el tiempo o los conocimientos detallados para ofrecer un asesoramiento dietético en profundidad. Aquí es donde entra en juego el dietista, que aporta sus conocimientos sobre alimentos, raciones, sustituciones de alimentos y dietas específicas.

2. Educación y formación :
Los nutricionistas y dietistas pueden proporcionar educación nutricional específica, ayudando a los pacientes a comprender cómo sus elecciones alimentarias afectan a su enfermedad endocrina. Pueden organizar talleres, sesiones informativas y consultas individuales para educar y asesorar a los pacientes.

3. Planes de comidas personalizados :
Cada paciente es único, con sus propias necesidades nutricionales, preferencias alimentarias y estilo de vida. Los dietistas colaboran estrechamente con los pacientes para elaborar planes de comidas adaptados a su estado de salud, pero que sean asequibles y agradables.

4. Seguimiento y ajustes :
La nutrición es dinámica, y lo que funciona para un paciente en un momento dado puede tener que ajustarse más adelante. Los dietistas realizan un seguimiento periódico, evaluando los progresos, identificando los obstáculos y modificando el plan dietético si es necesario.

5. Buscar y actualizar :
El campo de la nutrición evoluciona constantemente, con nuevas investigaciones y descubrimientos. Los dietistas se mantienen al día de los últimos avances y pueden incorporar estos conocimientos a los consejos que dan, garantizando que los pacientes se beneficien de las mejores recomendaciones disponibles.

6. Apoyo emocional y motivación :
Los cambios dietéticos pueden ser difíciles. Los dietistas suelen ofrecer apoyo emocional, animar a los pacientes, ayudarles a superar obstáculos y motivarles para que persigan sus objetivos nutricionales.
La colaboración entre endocrinólogos y nutricionistas/ dietistas es una poderosa sinergia que combina los conocimientos médicos y nutricionales en beneficio óptimo de los pacientes. Juntos, pueden ofrecer una atención holística y centrada en el paciente que aborda no solo las necesidades médicas, sino también las dietéticas, emocionales y de estilo de vida de los pacientes.

Educación del paciente autogestión alimentaria.

La educación del paciente en el autocontrol de la dieta es una parte esencial del tratamiento de los trastornos endocrinos. Esto es especialmente crucial en enfermedades como la diabetes, en las que las elecciones alimentarias tienen un impacto directo en los niveles de glucosa en sangre. He aquí cómo puede abordarse de forma fluida y completa:

La autogestión alimentaria no se limita a los alimentos que comemos. Se trata de inculcar un profundo conocimiento de las interacciones entre los alimentos, el metabolismo y la medicación. Abarca el conocimiento, las habilidades y la confianza para tomar decisiones alimentarias que favorezcan el bienestar al tiempo que se gestiona eficazmente la enfermedad.

En primer lugar, es fundamental desmitificar los conceptos básicos de la nutrición, aclarando las funciones de los macronutrientes: hidratos de carbono, proteínas y grasas. Para un paciente diabético, por ejemplo, esto significaría entender cómo los carbohidratos afectan a los niveles de azúcar en sangre, cómo las proteínas pueden estabilizar esta respuesta y cómo las grasas, aunque necesarias, deben consumirse con discernimiento.

Pero no basta con conocer los hechos. Es esencial adaptar estos conocimientos a la vida cotidiana. Esto puede significar aprender a leer e interpretar las etiquetas nutricionales, identificar los alimentos ricos en carbohidratos ocultos o incluso planificar comidas equilibradas. Una visita al supermercado puede convertirse en una sesión educativa, eligiendo alimentos que se ajusten a las necesidades dietéticas al tiempo que se equilibran las preferencias y las limitaciones presupuestarias.

Los retos pueden surgir en situaciones sociales, como comidas en restaurantes o reuniones familiares. En estos casos, el énfasis se pone en la estrategia: cómo hacer elecciones inteligentes de un menú, cómo equilibrar los caprichos ocasionales con la rutina diaria o cómo lidiar con la presión de los compañeros o las tradiciones culturales.

La tecnología también desempeña un papel cada vez más importante en la autogestión de la dieta. Desde las aplicaciones de seguimiento de alimentos hasta los aparatos que analizan la composición de las comidas, los equipos tecnológicos pueden ser una valiosa herramienta para ayudar a los pacientes a mantener el rumbo.

Pero en el fondo hay un componente humano. La alimentación autocontrolada puede tener una gran carga emocional, vinculada a sentimientos de privación, frustración o vergüenza. El apoyo psicológico, ya sea en forma de terapia individual, grupos de apoyo o simplemente sesiones educativas empáticas, es fundamental.

La educación para la autogestión alimentaria pretende capacitar a los pacientes. Con los conocimientos y el apoyo adecuados, pueden desenvolverse con confianza en el complejo mundo de la nutrición y tomar decisiones que no solo favorecen su salud, sino que también enriquecen su vida.

Capítulo 12

ENDOCRINOLOGÍA Y DEPORTE

Control de la diabetes en los deportistas.

La gestión de la diabetes en el deporte es un complejo ejercicio de equilibrio que requiere especial atención a las necesidades energéticas, las variaciones de los niveles de glucosa en sangre, la adaptación del tratamiento y el seguimiento. Las actividades físicas, ya sean deportes de resistencia, de fuerza o de equipo, tienen un impacto considerable en el metabolismo y, en consecuencia, en las necesidades de insulina e hidratos de carbono de los deportistas diabéticos.

Evaluación y planificación :
Antes de iniciar un programa de ejercicio o participar en una competición deportiva, los deportistas diabéticos deben consultar a su equipo médico. Una evaluación previa de las necesidades de insulina, los hábitos alimentarios y el tipo de ejercicio previsto ayudará a elaborar un plan de acción adecuado.

Control de los niveles de glucosa en sangre :
Es vital que los deportistas diabéticos controlen con frecuencia sus niveles de azúcar en sangre antes, durante y después del ejercicio. Esto les permite ajustar la ingesta de carbohidratos y el tratamiento en función de sus necesidades. Los monitores continuos de glucosa (MCG) pueden ser especialmente útiles para controlar las tendencias y anticiparse a las necesidades.

Ingesta de hidratos de carbono :
El ejercicio aumenta la sensibilidad a la insulina, lo que puede provocar un descenso de los niveles de azúcar en sangre. Es esencial compensar este descenso con una ingesta adecuada de carbohidratos antes, durante y después del ejercicio. Las necesidades específicas variarán en función de la intensidad y la duración del ejercicio.

Ajuste de la insulina :
Dependiendo del tipo, la duración y la intensidad de la actividad, los deportistas pueden necesitar reducir su dosis de insulina para evitar hipoglucemias. Las bombas de insulina permiten ajustes flexibles y pueden ser especialmente útiles para los deportistas diabéticos.

Tratamiento de las complicaciones :
Es esencial reconocer y tratar rápidamente los signos de hipoglucemia, como temblores, sudoración o confusión. Es fundamental tener siempre a mano fuentes rápidas de glucosa, como geles energéticos o caramelos.

Recuperación y descanso:
Después del ejercicio, la sensibilidad a la insulina puede permanecer elevada durante varias horas. Por lo tanto, es importante controlar los niveles de azúcar en sangre, ajustar la ingesta de carbohidratos y garantizar una recuperación adecuada.

Educación y sensibilización :
Los compañeros de equipo, entrenadores y otros miembros del equipo deben estar informados sobre la diabetes del deportista, los signos de hipoglucemia y qué hacer en caso de emergencia.

Aunque el control de la diabetes en los deportistas requiere ajustes y una atención especial, nunca debería ser un obstáculo para la participación en el deporte. Con una planificación adecuada, un seguimiento cuidadoso y el apoyo de un equipo médico, los deportistas diabéticos pueden sobresalir en su deporte y cosechar todos los beneficios del mismo al tiempo que controlan eficazmente su enfermedad.

Importancia de las hormonas en el rendimiento deportivo.

Las hormonas desempeñan un papel fundamental en la regulación de muchas funciones corporales, y su influencia se extiende naturalmente al rendimiento deportivo. Desde el crecimiento muscular y la respuesta al estrés hasta la energía y la recuperación, las hormonas son actores clave que pueden facilitar o dificultar la capacidad de un deportista para alcanzar su máximo potencial. He aquí un resumen fluido de la importancia de las hormonas en el rendimiento deportivo.

El mundo del deporte es una danza orquestada de precisión, resistencia y fuerza, en la que cada movimiento se ve influido por una compleja red de hormonas. Pensemos en la adrenalina, que prepara al cuerpo para "luchar o huir" aumentando el ritmo cardíaco, el flujo sanguíneo a los músculos y la liberación de energía. En el fragor de la competición, es la adrenalina la que puede llevar a un atleta más allá de sus límites.

Durante el entrenamiento, es la testosterona, tanto en hombres como en mujeres, la que desempeña un papel crucial en el crecimiento muscular, la fuerza y la recuperación. Esta hormona anabólica ayuda a reparar y hacer crecer las fibras musculares sometidas a esfuerzo durante el ejercicio. Por eso no es de extrañar que la testosterona esté en el centro de muchos debates sobre el dopaje en el deporte.

La hormona del crecimiento también desempeña un papel. Interviene en la regeneración de los tejidos, el crecimiento muscular y la respuesta al estrés del ejercicio intenso. Su influencia no se detiene con el crecimiento durante la infancia, y sigue siendo un pilar de la recuperación y el desarrollo muscular en la edad adulta.

Sin embargo, el rendimiento no sólo tiene que ver con el crecimiento y la fuerza. La resistencia es igualmente crucial, y aquí entra en juego la hormona del estrés, el cortisol. Aunque a menudo se considera perjudicial por sus efectos catabólicos, el cortisol, cuando se libera en respuesta al ejercicio, ayuda a movilizar las reservas de energía y a regular el metabolismo.

Al mismo tiempo, la insulina desempeña un papel esencial en la gestión de la energía, ayudando a regular la glucosa en sangre y favoreciendo su absorción por los músculos, proporcionando así el combustible necesario para la actividad física.

Todo deportista, consciente o inconscientemente, baila al ritmo de estas hormonas. Pero, como en cualquier danza, el equilibrio es esencial. El desequilibrio hormonal, ya sea debido al sobreentrenamiento, al estrés o a otros factores externos, puede dificultar el rendimiento, la recuperación y la salud general de un deportista.

Comprender y respetar el papel de las hormonas en el rendimiento deportivo es esencial para optimizar el entrenamiento, la competición y la recuperación. En esta sinfonía hormonal, cada nota cuenta, y es la armonía la que conduce a la verdadera excelencia atlética.

Ayuda del atleta endocrino.

El apoyo a los deportistas que padecen trastornos endocrinos requiere un enfoque multidimensional que tenga en cuenta las especificidades médicas, los requisitos deportivos y las necesidades psicológicas. Cada trastorno endocrino presenta sus propios retos, pero una gestión cuidadosa puede ayudar a los deportistas a alcanzar sus objetivos manteniendo su salud.

1. Evaluación médica en profundidad :
En primer lugar, el deportista debe someterse a una evaluación médica completa para conocer la naturaleza y la gravedad de su trastorno endocrino. Esta evaluación servirá de base para elaborar un tratamiento y un plan de entrenamiento adecuados.

2. Planificación individual de la formación :
Los deportistas con trastornos endocrinos pueden necesitar modificaciones en su programa de entrenamiento. Por ejemplo, un atleta diabético tendrá que ajustar la intensidad y la duración del entrenamiento en función de sus niveles de azúcar en sangre.

3. Educación y autocontrol :
Los deportistas deben estar bien informados sobre su enfermedad, los síntomas a los que deben estar atentos y qué hacer si algo va mal. En el caso de la diabetes, esto significa recibir formación sobre cómo controlar los niveles de azúcar en sangre, administrar insulina y gestionar la hipo o hiperglucemia.

4. Alimentación y nutrición :
Trabajar con un dietista especializado para desarrollar un plan de comidas que cubra tanto las necesidades energéticas del deportista como el tratamiento de su trastorno endocrino.

5. Comunicación con el equipo directivo :
Es esencial que los entrenadores, fisioterapeutas y otros miembros del equipo de apoyo estén informados del estado del deportista, de cualquier limitación y de las medidas de emergencia que deben tomarse.

6. Apoyo psicológico :
Controlar un trastorno endocrino puede ser un reto emocional, especialmente en el contexto competitivo del

deporte. El acceso a apoyo psicológico, ya sea en forma de terapia o de grupos de apoyo, puede ser beneficioso.

7. Preparación del concurso :
Los días de competición pueden requerirse medidas especiales. Por ejemplo, un atleta diabético puede tener que controlar sus niveles de azúcar en sangre con más frecuencia y ajustar su ingesta de carbohidratos y su tratamiento en consecuencia.

8. Recuperación y descanso :
Ciertos trastornos endocrinos pueden afectar a la capacidad de recuperación de un deportista. Es crucial garantizar una recuperación adecuada para evitar cualquier complicación.

9. Colaboración interdisciplinar :
El deportista endocrino se beneficiará de un enfoque coordinado de la atención, en el que participen endocrinólogos, médicos deportivos, dietistas, psicólogos y otros especialistas pertinentes.

Aunque la presencia de una afección endocrina puede suponer un reto adicional para el deportista, con la orientación, la educación y el apoyo adecuados, es totalmente posible alcanzar la excelencia deportiva al tiempo que se controla eficazmente la afección médica.

Prevención de trastornos endocrinología relacionada con el deporte.

El deporte, aunque beneficioso para la salud en general, puede, en determinadas circunstancias, contribuir a los trastornos endocrinos o exacerbar enfermedades preexistentes. Una prevención eficaz requiere comprender los riesgos asociados y adoptar un enfoque proactivo para minimizarlos.

1. Síndrome de la mujer atleta (SAF) :
Este síndrome tiene tres componentes interrelacionados: trastornos menstruales, baja densidad ósea y trastornos alimentarios. Para prevenir el SAF, es necesario :

Sensibilización sobre los peligros de los trastornos alimentarios.

Esté atento a los signos de desnutrición o sobreentrenamiento.

Fomentar una dieta equilibrada.

Asegúrate de tomar suficiente calcio y vitamina D para tener unos huesos sanos.

2. Hipogonadismo de origen hipotalámico (HH) en hombres :
Al igual que las mujeres pueden sufrir irregularidades menstruales debido a un entrenamiento intenso, algunos atletas masculinos pueden experimentar un descenso en la producción de testosterona debido al estrés fisiológico. La prevención incluye:

Reconozca los signos, como la disminución de la libido, la fatiga o la pérdida de masa muscular.

Garantizar una nutrición y un descanso adecuados.

Equilibra la intensidad y la duración del entrenamiento.

3. Alteraciones de la función tiroidea :
Los deportistas de resistencia, en particular, pueden experimentar variaciones en la función tiroidea. Para minimizar el riesgo :

Control regular de los niveles de hormonas tiroideas en deportistas de élite.

Asegúrate de consumir suficiente yodo, que es esencial para la producción de hormonas tiroideas.

4. Hipoglucemia en atletas diabéticos :
La actividad física intensa puede provocar un rápido descenso de los niveles de azúcar en sangre en los deportistas diabéticos.

Educar al deportista sobre el ajuste de la ingesta de insulina y carbohidratos antes, durante y después del ejercicio.

Fomentar el control regular de los niveles de azúcar en sangre.

5. Osteoporosis :
La baja densidad ósea puede ser motivo de preocupación, sobre todo en mujeres deportistas con menstruaciones irregulares o ausentes.

Asegúrate de ingerir suficiente calcio y vitamina D.

Fomente los ejercicios con pesas para aumentar la densidad ósea.

6. Educación y sensibilización :
Proporcionar a los deportistas, entrenadores y equipos médicos información sobre los riesgos potenciales de los trastornos endocrinos relacionados con el deporte.

7. Controles periódicos :
Las revisiones médicas periódicas, incluidos los análisis de sangre, pueden ayudar a detectar y tratar los trastornos endocrinos antes de que se conviertan en un problema.
La clave para prevenir los trastornos endocrinológicos relacionados con el deporte reside en un enfoque equilibrado del entrenamiento, una nutrición adecuada, una educación continua y un seguimiento médico cuidadoso. La comunicación abierta entre deportistas, entrenadores y profesionales de la salud es esencial para garantizar el bienestar del deportista y un rendimiento óptimo.

Capítulo 13

ENDOCRINOLOGÍA EN DIFERENTES CULTURAS

Enfoque intercultural en endocrinología.

El enfoque intercultural de la endocrinología reconoce que los factores culturales pueden tener un impacto significativo en la forma en que los pacientes perciben, entienden y gestionan sus enfermedades endocrinas. Las diferencias culturales pueden influir en las actitudes hacia la enfermedad, las creencias sobre las causas y los tratamientos, y los comportamientos relacionados con la salud. Por lo tanto, es esencial que los profesionales sanitarios tengan en cuenta estos matices para ofrecer una atención adecuada, respetuosa y eficaz.

1. Percepción de la enfermedad :
En algunas culturas, las enfermedades endocrinas, como la diabetes o los trastornos tiroideos, pueden percibirse como maldiciones, el resultado de acciones pasadas o incluso castigos divinos. Comprender estas creencias es crucial para acercarse al paciente con empatía y proporcionarle la educación adecuada.

2. Creencias sobre el tratamiento :
Mientras que el enfoque occidental suele favorecer los fármacos y las intervenciones médicas, otras culturas pueden valorar los remedios tradicionales, las intervenciones espirituales o los enfoques dietéticos específicos. Trabajar con el paciente para integrar estas creencias en un plan de tratamiento puede mejorar la adherencia y los resultados.

3. Comunicación y consentimiento :
En algunas culturas, discutir el diagnóstico o el pronóstico directamente con el paciente puede considerarse inapropiado. La familia puede desempeñar un papel central en la toma de decisiones médicas. Los profesionales sanitarios deben ser sensibles a estos matices y

asegurarse de que el consentimiento informado se obtiene de acuerdo con las normas culturales del paciente.

4. Dieta y estilo de vida :
Los hábitos alimentarios varían considerablemente de una cultura a otra. Estas diferencias pueden tener un impacto significativo en las enfermedades endocrinas, en particular la diabetes. Las recomendaciones dietéticas deben adaptarse a las preferencias y hábitos culturales.

5. Cuestiones de género :
Las normas culturales de género pueden influir en el tratamiento de los trastornos endocrinos. Por ejemplo, en algunas culturas, hablar de trastornos menstruales o de fertilidad puede ser tabú. Los profesionales sanitarios deben abordar estos temas con sensibilidad y discreción.

6. Educación y recursos :
Proporcionar recursos educativos en la lengua materna del paciente, adaptados a su nivel de alfabetización e incorporando elementos culturales relevantes, puede mejorar la comprensión y la adherencia al tratamiento.

7. Formación intercultural para profesionales :
Es esencial que los profesionales sanitarios reciban formación específica para comprender y sortear las complejidades interculturales. Esto no sólo mejorará la calidad de la atención, sino que también reforzará la confianza y la colaboración entre paciente y profesional.
Un enfoque intercultural de la endocrinología requiere el reconocimiento y el respeto de las diferencias culturales. Adoptando una actitud de escucha, aprendizaje y adaptación, los profesionales sanitarios pueden ofrecer una atención personalizada que satisfaga las necesidades únicas de cada paciente.

Gestionar las creencias
y prácticas tradicionales.

La gestión de las creencias y prácticas tradicionales en la atención médica, especialmente en endocrinología, es un reto complejo. Las creencias tradicionales pueden influir profundamente en la forma en que un paciente percibe su enfermedad, sus causas, su tratamiento y su pronóstico. Para los profesionales sanitarios, es esencial navegar por este panorama con sensibilidad, respeto y eficacia.

1. Escuchar y comprender :
El primer paso es escuchar activamente al paciente. Intente comprender sus creencias, preocupaciones y las prácticas tradicionales que pueda seguir. Hacer preguntas abiertas y sin prejuicios crea un entorno seguro para el diálogo.

2. Educación e información :
Una vez que comprenda la perspectiva del paciente, presente información médica clara y objetiva sobre la enfermedad, las opciones de tratamiento y los resultados esperados. Es esencial adaptar esta educación al nivel de alfabetización y comprensión cultural del paciente.

3. Integrar las prácticas tradicionales :
Cuando sea posible y seguro, considere la posibilidad de incorporar algunas de las prácticas o remedios tradicionales al plan de tratamiento. Por ejemplo, algunas hierbas o técnicas tradicionales pueden ser beneficiosas si se utilizan junto con tratamientos convencionales.

4. Tratar los conflictos :
Si existe un conflicto entre las prácticas tradicionales y las recomendaciones médicas, es crucial abordar el tema con empatía. Explique claramente las razones de sus recomendaciones y los posibles riesgos asociados a las

prácticas tradicionales. Busca puntos en común o alternativas que respeten las creencias del paciente al tiempo que garantizan su seguridad.

5. Trabajar con curanderos tradicionales :
En algunas comunidades, trabajar con curanderos tradicionales puede ser beneficioso. Estos curanderos suelen gozar de gran confianza en sus comunidades y pueden desempeñar un papel esencial a la hora de orientar las creencias y prácticas sanitarias.

6. Apoyo comunitario :
El compromiso con la comunidad en general, mediante la organización de sesiones educativas o talleres, puede ayudar a derribar barreras y fomentar el entendimiento mutuo. También puede ayudar a desmitificar ciertas ideas preconcebidas y promover prácticas sanitarias más seguras.

7. Formación continua :
Es esencial que los profesionales sanitarios conozcan periódicamente las prácticas y creencias culturales de las poblaciones a las que atienden. La formación intercultural puede proporcionar herramientas y estrategias para afrontar eficazmente estas complejidades.

8. Trabajo en red interprofesional :
Colabore con otros profesionales sanitarios que tengan conocimientos o experiencia en atención transcultural. Esto puede proporcionar apoyo adicional, recursos y estrategias para gestionar los retos.

La gestión de las creencias y prácticas tradicionales en endocrinología requiere un enfoque respetuoso, centrado en el paciente y colaborativo. Al reconocer y valorar las perspectivas y experiencias únicas de cada paciente, los profesionales sanitarios pueden ofrecer una atención verdaderamente holística y personalizada.

Sensibilización sobre las necesidades específicas de las distintas poblaciones.

Conocer las necesidades sanitarias específicas de las distintas poblaciones es crucial para prestar una atención equitativa y eficaz. Cada población, ya se defina por su etnia, religión, sexo, edad, orientación sexual o cualquier otro factor, tiene sus propios retos, creencias y prácticas que pueden influir en la forma en que perciben y gestionan su salud. He aquí un enfoque fluido de la sensibilización:

En el vasto mundo de la medicina, cada individuo lleva consigo un mosaico de culturas, experiencias e identidades. Cada pieza de este mosaico refleja no sólo su historia personal, sino también las historias compartidas, las creencias y las expectativas de su comunidad. Cuando hablamos de concienciar sobre las necesidades específicas de las distintas poblaciones, no se trata sólo de comprender este mosaico, sino también de reconocer cómo influye en el itinerario asistencial del individuo.

Pensemos, por ejemplo, en una mujer mayor perteneciente a una minoría étnica, que puede enfrentarse a barreras lingüísticas, creencias culturales sobre la enfermedad y el estigma asociado a su edad o sexo. Para ella, navegar por el sistema sanitario puede ser una experiencia completamente distinta a la de un joven que vive en un entorno urbano con fácil acceso a la información y los servicios sanitarios.

La concienciación empieza por reconocer que cada individuo es único, pero también que es el producto de una complejidad de factores interactivos que influyen en su salud. Esto implica una formación continua para los profesionales sanitarios, que deben mantenerse al día de las cuestiones específicas de las distintas poblaciones a las que atienden. Esta formación puede abordar cuestiones como las disparidades sanitarias, la comunicación intercultural, las creencias sanitarias tradicionales y las barreras sistémicas al acceso a la atención sanitaria.

Pero más allá de la formación, es esencial adoptar una actitud de escucha activa y empatía. Haz preguntas abiertas, sé curioso y, sobre todo, respeta las respuestas. Reconozca que a veces las creencias o prácticas de un paciente pueden diferir de las suyas, pero que son igual de válidas e importantes para él.

Por último, no olvide que la concienciación también implica acción. Esto significa abogar por políticas que reduzcan las desigualdades sanitarias, trabajar con las comunidades para comprender y responder a sus necesidades, y tratar siempre de mejorar el acceso, la calidad y la adecuación de la atención a cada persona.

Al integrar estos principios en su práctica, los profesionales sanitarios pueden garantizar que satisfacen no sólo las necesidades médicas de sus pacientes, sino también sus necesidades humanas, culturales y sociales, proporcionando así una atención verdaderamente centrada en el paciente.

Adaptar los cuidados en función del contexto cultural.

Adaptar la atención médica al contexto cultural es esencial para que los pacientes reciban un trato integral y respetuoso. La medicina es esencialmente una ciencia, pero la forma en que se percibe y se practica está muy influida por la cultura. Por tanto, si queremos ofrecer una atención pertinente y empática, es esencial integrar esta dimensión cultural. He aquí un enfoque integrado de esta adaptación:

Cuando un médico coloca su estetoscopio en el pecho de un paciente, está escuchando algo más que los latidos del corazón: está conectando con la historia, las creencias y los valores del paciente. Este simple gesto se convierte en un puente entre la ciencia médica y el universo cultural del paciente.

1. Conocimiento y sensibilización :
Es esencial que los profesionales sanitarios se familiaricen con las diversas culturas que pueden encontrar en su práctica. Esto puede implicar comprender las creencias sobre la enfermedad, la muerte y la familia, así como las prácticas dietéticas o religiosas que pueden influir en la asistencia.

2. Comunicación eficaz :
Esto puede significar recurrir a intérpretes cuando existan barreras lingüísticas, pero también entender la comunicación no verbal, que puede variar de una cultura a otra. La forma de formular las preguntas, el nivel de contacto visual e incluso la proximidad física durante la interacción pueden tener significados culturales.

3. Respeto de las creencias y prácticas :
Es fundamental acercarse a cada paciente con una mentalidad abierta, sin juzgarlo. Si un paciente sigue una práctica tradicional o tiene una creencia particular sobre su enfermedad, el profesional debe trabajar con él para integrar esas creencias en el plan de tratamiento, si es posible.

4. Toma de decisiones compartida :
En algunos contextos culturales, las decisiones médicas no las toma únicamente el paciente, sino en colaboración con la familia o la comunidad. Es crucial reconocer esta dinámica e integrarla en el proceso asistencial.

5. Educación adaptada :
Proporcionar información médica de forma culturalmente pertinente y accesible. Esto puede implicar ayudas visuales, folletos en diferentes idiomas o incluso talleres comunitarios.

6. Trabajar con curanderos tradicionales :
En muchas culturas, los curanderos desempeñan un papel esencial en la salud y el bienestar. Trabajar con ellos puede generar confianza y mejorar los resultados de los pacientes.

7. Flexibilidad :
Adaptar la atención a un contexto cultural también significa ser flexible. Esto puede significar modificar los planes de tratamiento, los horarios de las citas o incluso los protocolos médicos para satisfacer las necesidades culturales del paciente.

Adaptar la atención médica al contexto cultural no es un lujo, sino una necesidad. En un mundo globalizado, donde las fronteras son cada vez más difusas, la atención médica debe trascender las fronteras culturales para tocar la esencia misma de la humanidad: el deseo de salud, bienestar y respeto mutuo.

Capítulo 14

FARMACOLOGÍA EN ENDOCRINOLOGÍA

Medicamentos de uso común y su mecanismo de acción.

En el campo de la endocrinología se utiliza un gran número de fármacos para tratar diversos trastornos. Estos fármacos actúan de distintas formas para modular o sustituir a las hormonas endógenas. A continuación se presenta una lista de fármacos utilizados habitualmente en endocrinología, junto con su mecanismo de acción:

1. **Insulina** (utilizada en el tratamiento de la diabetes) :

   Mecanismo de acción: la insulina regula la concentración de glucosa en la sangre favoreciendo su entrada en las células, en particular las musculares y las adiposas. También inhibe la producción de glucosa por el hígado.

2. **Metformina** (tratamiento de la diabetes de tipo 2) :

   Mecanismo de acción: la metformina reduce la producción hepática de glucosa y mejora la sensibilidad a la insulina, mejorando así la utilización periférica de la glucosa.

3. **Levotiroxina** (tratamiento del hipotiroidismo) :

   Mecanismo de acción: Es una forma sintética de la hormona tiroidea T4. Sustituye o complementa las hormonas tiroideas endógenas, mejorando así los síntomas del hipotiroidismo.

4. Fármacos antitiroideos (como el propiltiouracilo y el metimazol) :

   Mecanismo de acción: Inhiben la síntesis de hormonas tiroideas por la glándula tiroides, se utilizan para tratar el hipertiroidismo.

5. **Corticosteroides** (como la prednisona, utilizada en diversas afecciones) :

   Mecanismo de acción: estos medicamentos son análogos sintéticos de las hormonas producidas por las glándulas suprarrenales. Tienen efectos antiinflamatorios e inmunosupresores e influyen en el metabolismo de los hidratos de carbono, las proteínas y las grasas.

6. Inhibidores de la aromatasa (como el anastrozol, utilizado en determinados cánceres de mama):

Mecanismo de acción: estos fármacos inhiben la enzima aromatasa, que convierte los andrógenos en estrógenos. Al reducir los niveles de estrógenos, pueden ayudar a tratar ciertos cánceres de mama hormonodependientes.

7. Bifosfonatos (como el alendronato, utilizado en la osteoporosis) :

Mecanismo de acción: Estos fármacos inhiben la resorción ósea, reduciendo así la pérdida de hueso y aumentando la densidad mineral ósea.

8. Agonistas de la GnRH (como la leuprolida, utilizada en la endometriosis, los fibromas y ciertos cánceres):

Mecanismo de acción: estos fármacos modulan la liberación de hormonas gonadotrópicas (LH y FSH) por la hipófisis, afectando así a la producción de hormonas sexuales como los estrógenos y la testosterona.

Ésta es sólo una lista parcial de los fármacos utilizados en endocrinología, pero da una idea de la diversidad de los mecanismos de acción de estos agentes terapéuticos. Siempre es aconsejable consultar a un especialista para obtener información específica sobre un fármaco o tratamiento.

Interacciones medicamentosas a tener en cuenta.

Las interacciones farmacológicas pueden alterar la eficacia de los medicamentos o aumentar el riesgo de efectos secundarios. En endocrinología, dada la delicada naturaleza del equilibrio hormonal, es especialmente importante conocer estas interacciones. Éstas son algunas de las interacciones farmacológicas más frecuentes a las que hay que prestar atención en este campo:

1. Levotiroxina :

Suplementos de calcio y hierro: Pueden reducir la absorción de levotiroxina. Por lo general, se recomienda tomar estos suplementos varias horas después de la levotiroxina.

Antiácidos que contengan aluminio o magnesio: Pueden reducir la absorción de levotiroxina.

2. Insulina y fármacos hipoglucemiantes :

Betabloqueantes: Pueden enmascarar los síntomas de la hipoglucemia y reducir la respuesta hipoglucémica.

Tiazidas: Pueden aumentar los niveles de azúcar en sangre, requiriendo un ajuste de la dosis de insulina.

3. Fármacos antitiroideos (por ejemplo, propiltiouracilo) :

Anticoagulantes: El efecto anticoagulante puede verse incrementado, aumentando el riesgo de hemorragia.

Betabloqueantes: Mayor riesgo de efectos secundarios como bradicardia.

4. Corticosteroides :

Antiinflamatorios no esteroideos (AINE): Aumenta el riesgo de úlceras y hemorragias gastrointestinales.

Diuréticos: Mayor riesgo de desequilibrio electrolítico, en particular hipopotasemia.

5. Agonistas GnRH :

Estrógenos y progestágenos: Pueden reducir la eficacia de los agonistas de la GnRH.

6. Bisfosfonatos :

Antiácidos: Pueden interferir en la absorción de los bifosfonatos.

Aspirina: Aumenta el riesgo de irritación gástrica.

7. Medicamentos para la diabetes de tipo 2 (como la metformina) :

Contrastes yodados utilizados para la obtención de imágenes: Pueden aumentar el riesgo de acidosis láctica en pacientes que toman metformina.

8. Inhibidores de la aromatasa :

Medicamentos que contienen estrógenos: Pueden reducir la eficacia de los inhibidores de la aromatasa.

Es importante señalar que esta lista no es ni mucho menos exhaustiva. Los pacientes deben informar siempre a su médico de todos los medicamentos, suplementos y hierbas medicinales que estén tomando. Además, la consulta periódica de una base de datos farmacológica fiable o de un farmacéutico especializado es esencial para que los profesionales sanitarios minimicen el riesgo de interacciones farmacológicas perjudiciales.

La importancia de la adherencia al tratamiento.

La adherencia al tratamiento, es decir, el grado en que un paciente sigue las recomendaciones médicas relativas a la medicación, la dieta u otras modificaciones del estilo de vida, es un elemento fundamental del éxito terapéutico. Una buena adherencia optimiza la eficacia del tratamiento, mejora los resultados de los pacientes y reduce los costes sanitarios. He aquí un fluido análisis de su importancia:

Imagine a un jardinero sembrando semillas en un campo, con la esperanza de obtener una cosecha abundante. Sabe que para que estas semillas germinen y produzcan, debe regarlas regularmente, protegerlas de las plagas y proporcionarles los nutrientes adecuados. Si, por cualquier motivo, descuida estos cuidados, es probable que la cosecha sea escasa. Del mismo modo, el tratamiento médico puede considerarse una semilla que el médico planta para mejorar la salud del paciente. Sin embargo, sin el apoyo adecuado del paciente, es posible que esta semilla no produzca los resultados deseados.

Optimizar la eficacia del tratamiento: al igual que una planta necesita riego regular para crecer, un tratamiento debe tomarse con regularidad para que funcione correctamente. Por ejemplo, omitir dosis de antibióticos no solo puede reducir su eficacia, sino también contribuir a la farmacorresistencia.

Prevención de complicaciones: si una planta se deja desatendida, puede ser invadida por parásitos o enfermedades. Del mismo modo, si un paciente no sigue su régimen de tratamiento, puede exponerse a complicaciones. En la diabetes, por ejemplo, una mala adherencia puede provocar complicaciones graves como ceguera, neuropatía o problemas cardiacos.

Ahorro de recursos sanitarios: Un jardinero previsor que cuida de su jardín desde el principio evita el coste y el esfuerzo de enfrentarse a los problemas más adelante. Del mismo modo, una buena adherencia puede reducir la necesidad de ingresos hospitalarios, tratamientos costosos y otras intervenciones médicas.

Empoderar al paciente: Un jardinero que ve florecer sus plantas gracias a su esfuerzo se siente valorado y seguro de sí mismo. Un paciente que cumple su tratamiento y ve mejoras en su salud también se siente autónomo y con el control de su vida.

Fortalecimiento de la relación médico-paciente: al igual que un jardinero puede pedir consejo a expertos o a otros jardineros, un paciente necesita confiar en su médico para seguir sus recomendaciones. Una buena adherencia refuerza esta relación de confianza y allana el camino para una comunicación más abierta.

Como ocurre con un jardín, el éxito del tratamiento depende tanto de los cuidados diarios como de la calidad de las semillas. Sensibilizar sobre la importancia de la adherencia y proporcionar las herramientas necesarias para apoyarla son esenciales para garantizar que todos los pacientes tengan las máximas posibilidades de llevar una vida sana.

Efectos secundarios frecuentes y su gestión.

Los medicamentos endocrinos, como todos los medicamentos, pueden tener efectos secundarios. El conocimiento de estos efectos secundarios y de cómo manejarlos es crucial tanto para el profesional sanitario como para el paciente. Vamos a abordar este tema hablando de los efectos secundarios comunes de ciertos medicamentos endocrinos y sus estrategias de gestión, manteniendo un estilo fluido e integrado.

En el viaje que es el tratamiento médico, los efectos secundarios pueden compararse a baches inesperados en la carretera. Pueden aparecer en cualquier momento, pero con una preparación y respuesta adecuadas, a menudo pueden controlarse o mitigarse.

Tomemos, por ejemplo, la **levotiroxina**, utilizada para tratar el hipotiroidismo. Si la dosis es demasiado alta, el paciente puede experimentar síntomas de hipertiroidismo, como palpitaciones, agitación o insomnio. En este caso, el camino hacia el éxito del tratamiento puede requerir una revisión de la dosis. El control regular de los niveles de TSH (hormona estimulante del tiroides) y de los síntomas permite afinar el tratamiento.

Hablando de **diabetes**, los fármacos hipoglucemiantes como la insulina pueden provocar a veces hipoglucemia, una situación comparable a una curva repentina e inesperada en la carretera. El tratamiento inmediato consistiría en ingerir hidratos de carbono rápidos, como zumos azucarados o dulces. Para evitar futuros episodios, sería esencial revisar la dieta y el ejercicio, y posiblemente ajustar la dosis de medicación.

Los corticosteroides, potentes antiinflamatorios, pueden parecer una autopista de alta velocidad para tratar la inflamación y las reacciones autoinmunes. Sin embargo, esta carretera tiene su peaje en forma de efectos secundarios como el aumento de peso, la osteoporosis y el insomnio. Para controlar estos efectos, se suele recomendar tomar el fármaco por la mañana, adoptar una dieta rica en calcio y vitamina D y vigilar regularmente la densidad ósea.

Por último, los fármacos para la osteoporosis, como **los bifosfonatos, tienen sus** propios obstáculos. Pueden causar problemas gastrointestinales o, en raras ocasiones, osteonecrosis de la mandíbula. Una estrategia para evitar estos problemas podría ser tomar el fármaco con el estómago vacío, permanecer de pie durante 30 minutos después de tomarlo y practicar una buena higiene dental.
La clave de este viaje terapéutico es la comunicación abierta entre el paciente y el profesional sanitario. Conocer la ruta, anticipar las curvas y tener un plan para cada obstáculo significa que el viaje puede continuar con seguridad y llegar al destino deseado: una mejor salud.

Capítulo 15

ENFOQUE HOLÍSTICO EN ENDOCRINOLOGÍA

La importancia del equilibrio entre cuerpo, mente y alma.

La armonía entre cuerpo, mente y alma suele considerarse un ideal de bienestar completo. Esta trinidad interconectada conforma nuestra experiencia de la vida, nuestra respuesta a los retos y nuestra búsqueda de sentido. Sumerjámonos juntos en una reflexión fluida sobre la importancia de este equilibrio.

Imaginemos un instrumento musical, como un violín. El cuerpo del instrumento, de madera tallada, podría compararse a nuestro cuerpo físico, que ofrece estructura y forma. Las melodías que produce evocan nuestra mente, con sus pensamientos, emociones y conciencia. La pasión y la intención que hay detrás de cada nota encarnan el alma, esa chispa intangible que da profundidad y sentido a nuestra existencia.

El cuerpo: Al igual que el violín, nuestro cuerpo necesita mantenimiento. Necesita una nutrición adecuada, ejercicio y descanso para funcionar de forma óptima. Cuando está bien mantenido, se convierte en un instrumento preciso y sensible, capaz de transformar nuestras intenciones en acciones y nuestros pensamientos en realidad.

La mente: Las melodías que se tocan con el violín pueden evocar una gran variedad de emociones, del mismo modo que nuestras mentes navegan por una serie de pensamientos y sentimientos cada día. La salud mental es tan importante como la física. Una mente sana nos permite interpretar el mundo que nos rodea, tomar decisiones meditadas y establecer relaciones significativas.

El alma: es la energía que impulsa al violinista, la pasión que da vida a la música. Del mismo modo, nuestra alma es esa parte interior que busca sentido, anhela conexión y guía nuestra brújula moral. Alimenta nuestro sentido de identidad, nuestro deseo de pertenencia y nuestra búsqueda de un propósito mayor.

Cuando estos tres elementos están en armonía, el individuo se siente completo, equilibrado y alineado. Sin embargo, al igual que un violín puede desafinarse, pueden surgir desequilibrios entre nuestro cuerpo, mente y alma. Ignorar cualquiera de estos aspectos puede provocar sentimientos de malestar, frustración o vacío.

Reconocer la importancia de este equilibrio es el primer paso hacia el bienestar holístico. Esto implica escuchar las necesidades del cuerpo, alimentar la mente con pensamientos positivos y conectar con el alma mediante prácticas espirituales, meditación o creatividad.

En el ámbito médico, cada vez se reconoce más la importancia de este equilibrio. Los enfoques holísticos, que integran el cuidado del cuerpo, la mente y el alma, ofrecen una perspectiva más completa de la salud y el bienestar.
Así, como el violinista que, con pasión y práctica, trata de dominar cada nota, cada uno de nosotros está invitado a buscar este equilibrio, a afinar su armonía interior y a tocar la melodía única y preciosa de su vida.

Técnicas complementarias: meditación, yoga, acupuntura.

La constante evolución de la medicina moderna ha puesto de relieve la importancia de las terapias complementarias y alternativas. Entre ellas, la meditación, el yoga y la acupuntura han obtenido un reconocimiento especial por su capacidad para promover el bienestar general.

Integremos estas tres prácticas en una exploración fluida y coherente de sus beneficios.

Piense en la salud y el bienestar como en un vasto paisaje. En el centro de este paisaje hay un río sereno, símbolo de nuestro equilibrio interior. Este río se nutre de tres afluentes esenciales: la meditación, el yoga y la acupuntura.

1. Meditación :
Es como un manantial de agua pura que fluye hacia nuestro río interior. Al dedicarse a la meditación, el individuo vuelve a centrarse, encontrando un momento de paz en el ajetreo diario. La meditación ayuda a despejar la mente, controlar el estrés y reforzar el conocimiento de uno mismo. Su práctica regular puede reducir la ansiedad, mejorar la concentración y cultivar una profunda sensación de paz interior.

2. Yoga :
Puede compararse a una corriente vitalizadora, que estimula el flujo del río. Es una práctica ancestral que une cuerpo y mente mediante una serie de posturas, técnicas de respiración y meditaciones. El yoga fortalece el cuerpo, mejora la flexibilidad y favorece una relajación profunda. Al armonizar la respiración con el movimiento, el yoga invita a la presencia consciente, reforzando el vínculo entre lo físico y lo mental.

3. Acupuntura :
Piense en esta práctica como un afluente que corrige el curso del río, desbloqueando obstáculos y restableciendo el flujo natural. Basada en la medicina tradicional china, la acupuntura consiste en insertar finas agujas en puntos específicos del cuerpo. Estos puntos se consideran centros de energía, y su estimulación pretende reequilibrar el flujo de energía, o "Qi", en el cuerpo. Se sabe que la acupuntura alivia el dolor, reduce el estrés y trata diversas afecciones, desde trastornos digestivos hasta migrañas.

Al igual que los tres afluentes nutren y enriquecen el río, la meditación, el yoga y la acupuntura se complementan, ofreciendo un enfoque holístico del bienestar. Al incorporar estas técnicas a nuestra rutina, no sólo podemos tratar dolencias específicas, sino también aumentar la resiliencia, mejorar el equilibrio emocional y cultivar una conexión profunda con nuestro interior.

En un mundo marcado a menudo por el estrés y las prisas, estas prácticas nos recuerdan la importancia de hacer una pausa, escuchar y cuidar de nosotros mismos, guiando a las personas hacia una armonía más profunda consigo mismas y con el mundo que las rodea.

La importancia de una centrado en el paciente.

En el corazón de la medicina moderna se encuentra una transformación crucial: el paso de una medicina centrada en la enfermedad a una medicina centrada en el paciente. Este enfoque individualizado reconoce a cada paciente como una entidad única, con sus propias experiencias, valores y necesidades. Veamos juntos, en estilo fluido, la importancia de este enfoque centrado en el paciente.

Imagine un estudio de arte en el que todos los lienzos se tratasen de la misma manera, independientemente del tema, el color o el estilo. Aunque cada obra recibiría la misma atención, el resultado no haría justicia a la singularidad de cada creación. Del mismo modo, tratar a cada paciente según un modelo único sin tener en cuenta su individualidad es descuidar el cuadro único de su vida.

Comprensión holística: un enfoque centrado en el paciente trata de comprender el cuadro completo, no sólo los síntomas clínicos, sino también las emociones, creencias, historia y aspiraciones del paciente. Es como reconocer todos los matices y detalles de una obra de arte.

Asociación terapéutica: en lugar de ver la relación médico-paciente como una simple transmisión de información, se convierte en una auténtica asociación. Como dos artistas trabajando juntos en un lienzo, médico y paciente trabajan codo con codo para crear el mejor camino hacia la salud.

Autonomía del paciente: Es esencial valorar la experiencia del paciente en su propia vida. Es como dar a los artistas el poder de elegir sus colores y técnicas. Incorporar las preferencias y valores del paciente al plan de tratamiento fomenta una mayor adherencia y satisfacción.

Comunicación eficaz: la escucha atenta y la comunicación abierta constituyen el núcleo de este enfoque. Al igual que un crítico de arte trata de entender la visión del artista, el médico se esfuerza por comprender la perspectiva del paciente.

Apoyo emocional: reconocer y responder a las necesidades emocionales de los pacientes es tan importante como tratar sus síntomas físicos. Es como cuidar el alma de una obra de arte, no solo su superficie.

Toma de decisiones compartida: En esta colaboración, el médico ofrece su experiencia médica mientras que el paciente aporta su conocimiento íntimo de su propio cuerpo y su vida. Juntos toman decisiones informadas y de mutuo acuerdo.

Al poner al paciente en el centro, la medicina reconoce que detrás de cada diagnóstico hay una historia, una personalidad y un conjunto único de experiencias. Es una invitación a ver más allá de los síntomas, a escuchar con empatía y a abrazar el delicado y profundamente humano arte de curar. En definitiva, un enfoque centrado en el paciente convierte la medicina no sólo en una ciencia, sino en un arte.

Trabajar con profesionales alternativos o complementarios.

La salud y el bienestar son como una gran orquesta en la que cada instrumento, aunque distinto, contribuye a la sinfonía general. Del mismo modo, la colaboración entre los profesionales sanitarios tradicionales y los de terapias alternativas o complementarias crea una melodía holística de cuidados. Explore esta compleja armonía y cómo enriquece el panorama médico.

En el corazón de una sala de conciertos, imaginemos al médico tradicional como el primer violín, tocando la melodía principal, basada en siglos de investigación médica y experiencia clínica. Pero a su alrededor hay otros instrumentos, que representan a terapeutas alternativos o complementarios, cada uno de los cuales aporta un matiz, una profundidad y, a veces, incluso una perspectiva totalmente nueva a la composición.

1. **Naturópatas**: Pueden compararse a las flautas, que aportan una dulzura natural al conjunto. Se centran en la curación natural, la prevención y el equilibrio, utilizando remedios como las plantas medicinales, la nutrición y otras terapias tradicionales.
2. **Quiroprácticos**: Piense en ellos como si fueran contrabajos que proporcionan estructura y apoyo. Su experiencia se centra en la columna vertebral y el sistema musculoesquelético, ayudando a alinear el cuerpo y mejorar la función nerviosa.
3. **Acupuntores**: son como arpas que tocan puntos delicados para evocar respuestas profundas. Basada en la medicina tradicional china, la acupuntura pretende

equilibrar la energía vital del cuerpo, o "Qi", estimulando puntos específicos.

4. Masajistas: al igual que la percusión, utilizan el tacto para aliviar tensiones y favorecer la relajación. Los masajes pueden mejorar la circulación, reducir el estrés y aliviar el dolor muscular.

5. Practicantes de meditación y yoga: Piensa en ellos como en los vientos de madera, que aportan calma y concentración al conjunto. Fomentan la autoconciencia, el equilibrio mental y la flexibilidad corporal.

Cuando estos profesionales trabajan juntos, en armonía con el médico de cabecera, la sinfonía de la atención es rica y llena de matices. Cada terapeuta aporta su propia experiencia, pero es su colaboración la que permite un enfoque integrado del bienestar.

El médico, como coordinador, debe estar informado de las terapias complementarias que recibe el paciente para asegurarse de que se complementan y no entran en conflicto. Los pacientes, por su parte, deben sentirse seguros a la hora de compartir sus opciones terapéuticas y buscar un asesoramiento equilibrado.

Lo bueno de esta colaboración es que, al tiempo que respeta los principios fundamentales de la medicina basada en la evidencia, reconoce e integra las virtudes de las terapias tradicionales, alternativas y complementarias, ofreciendo un abanico más amplio de opciones terapéuticas.

Capítulo 16

CUESTIONES DE SALUD MUNDIAL EN ENDOCRINOLOGÍA

Epidemiología de los trastornos endocrinos en el mundo.

La epidemiología, la ciencia que estudia la distribución, los factores determinantes y la dinámica de las enfermedades en las poblaciones, ofrece una valiosa ventana sobre la prevalencia y la incidencia de los trastornos endocrinos en todo el mundo. Embarquémonos en un viaje a través de este paisaje médico global, explorando cómo los desequilibrios hormonales afectan a diferentes regiones y culturas.

Imagine la Tierra vista desde el espacio, un globo luminoso con zonas de luz intensa y otras más tenues. Estos puntos de luz podrían simbolizar las regiones donde predominan determinados trastornos endocrinos, ofreciendo una visión global de los retos y tendencias de la salud endocrina.

1. Diabetes :
Uno de los trastornos endocrinos más extendidos, la diabetes, es especialmente frecuente en muchas partes del mundo. En Norteamérica y partes de Oriente Medio, la prevalencia de la diabetes de tipo 2 es especialmente alta, debido en gran parte a un estilo de vida sedentario, una dieta hipercalórica y otros factores relacionados con el estilo de vida. Además, los países en vías de desarrollo, con rápidos cambios en el estilo de vida y la dieta, también están experimentando un alarmante aumento de casos.

2. Trastornos tiroideos :
Europa, y en particular Europa Central, ha sido históricamente una zona endémica de carencia de yodo, elemento esencial para la función tiroidea. Aunque la situación ha mejorado con la yodación universal de la sal, persisten los casos de bocio y otros trastornos tiroideos. En Asia, algunas regiones también presentan tasas elevadas de enfermedades tiroideas, incluido el cáncer de tiroides.

3. Trastornos de la reproducción :

En varias partes de África y Asia hay una alta prevalencia de trastornos reproductivos como el síndrome de ovario poliquístico (SOP) y la infertilidad. En esta epidemiología intervienen factores genéticos, ambientales y culturales.

4. Osteoporosis :

Las regiones con una exposición limitada a la luz solar, como el norte de Europa, tienen una mayor prevalencia de osteoporosis, en parte debido a la falta de vitamina D, esencial para la salud ósea.

5. Cánceres endocrinos :

Algunas zonas geográficas, sobre todo Asia Oriental, presentan tasas más elevadas de cánceres específicos, como el de tiroides. Las razones de estas variaciones no siempre están claras, pero podrían implicar factores genéticos, ambientales y dietéticos.

Volviendo a nuestra visión desde el espacio, es crucial reconocer que estos puntos brillantes de incidencia y prevalencia no son estáticos. Con el tiempo, los estilos de vida, el medio ambiente, el acceso a la atención sanitaria y la concienciación influyen en la dinámica de estos trastornos endocrinos. Sin embargo, gracias a la epidemiología, los investigadores y los profesionales sanitarios pueden comprender, prevenir y tratar mejor estas afecciones, trabajando incansablemente para que el panorama general de la salud endocrina sea más brillante para todos.

Retos y oportunidades en países con recursos limitados.

En países con recursos limitados, la medicina endocrina, al igual que otras especialidades médicas, se presenta como un complejo rompecabezas de retos entrelazados con oportunidades inesperadas. Es como una carretera sinuosa a través de un terreno accidentado, donde cada curva difícil revela un panorama de posibilidades y esperanzas renovadas.

La primera dificultad importante en estas regiones es el acceso limitado a la asistencia sanitaria. Ante síntomas alarmantes, muchas personas no tienen los medios o la proximidad geográfica para consultar a un especialista, con lo que los trastornos endocrinos quedan sin diagnosticar o mal tratados. Pero en esta sombra, surge una oportunidad: la de la telemedicina. Gracias a los avances de la tecnología, incluso un smartphone básico puede servir de puente entre un paciente aislado y un especialista, ofreciendo un diagnóstico o un consejo médico de valor incalculable.

En segundo lugar, la falta de equipos y medicamentos especializados dificulta el tratamiento de los pacientes. Sin las herramientas adecuadas, el diagnóstico y el tratamiento de los trastornos endocrinos pueden verse obstaculizados. Sin embargo, esta limitación ha estimulado la innovación frugal y la adaptación de las herramientas existentes para satisfacer las necesidades locales. Por ejemplo, el uso de herramientas de diagnóstico simplificadas o la formación de trabajadores sanitarios comunitarios para que administren la atención básica.

La sensibilización y la educación son también retos importantes. Los mitos, la estigmatización y la falta de información pueden provocar retrasos en el diagnóstico o tratamientos inadecuados. Pero también en este caso existe una oportunidad: las campañas de educación comunitaria, los programas escolares o los embajadores locales de la salud pueden ilustrar a las comunidades sobre los trastornos endocrinos y fomentar una atención a tiempo.

Los limitados recursos económicos dificultan a menudo la compra de medicamentos o el pago de consultas. Sin embargo, esto ha llevado a muchos países a explorar modelos de financiación innovadores, como los microseguros o las asociaciones público-privadas, para que la asistencia sanitaria sea accesible a todos.

Por último, la formación especializada puede ser escasa, con pocos endocrinólogos disponibles para una gran población. Sin embargo, este reto esconde la oportunidad de programas de formación a distancia, hermanamientos con instituciones internacionales o cursos intensivos para dotar a los médicos generalistas de conocimientos básicos de endocrinología.

Navegando por este sinuoso camino, los países con recursos limitados ilustran una lección esencial: la resiliencia frente a la adversidad. Con cada reto que se presenta, la creatividad, la colaboración y la determinación surgen para dar forma a un futuro en el que, a pesar de los obstáculos, la salud endocrina sea accesible para todos, en todas partes.

Colaboración internacional y programas de intercambio.

La colaboración internacional y los programas de intercambio en el campo de la medicina son como puentes tendidos entre diferentes naciones y culturas, que abren vías para compartir conocimientos, competencias y recursos. Piense en esta colaboración como en una gran telaraña tejida con hilos interconectados, cada hilo representando a una nación, una institución o un individuo, trabajando juntos para crear una imagen global de progreso e innovación.

En el centro de este entramado, los programas de intercambio son las lanzaderas que entretejen estos hilos. Permiten a los profesionales sanitarios, ya sean estudiantes, investigadores o clínicos, viajar de una región a otra, sumergirse en una nueva cultura médica y volver a casa con nuevas perspectivas y conocimientos enriquecidos.

Uno de los beneficios más evidentes de estos intercambios es la transferencia de conocimientos. Un endocrinólogo de un país desarrollado, por ejemplo, puede compartir avances recientes en el diagnóstico o tratamiento de trastornos endocrinos con sus homólogos de un país en desarrollo. A la inversa, el mismo endocrinólogo podría aprender sobre enfoques tradicionales o métodos innovadores de gestión de enfermedades adaptados a recursos limitados.

Pero más allá de compartir conocimientos, estos intercambios también cultivan un profundo entendimiento cultural. Cada sistema sanitario refleja los valores, creencias y tradiciones de su sociedad. Al sumergirse en un entorno médico diferente, los profesionales sanitarios adquieren la sensibilidad cultural esencial para una medicina verdaderamente centrada en el paciente en un mundo globalizado.

Estos programas también estimulan la investigación en colaboración. Ante retos médicos mundiales como la pandemia de COVID-19 y el aumento de la diabetes, la colaboración internacional es esencial para aunar esfuerzos, compartir datos y acelerar los descubrimientos.
La colaboración internacional también crea capacidad. A través de asociaciones institucionales, hospitales y universidades pueden beneficiarse de equipos, formación o recursos, mejorando así la calidad y eficiencia de su asistencia.

Por último, para los profesionales al principio de su carrera, estos intercambios ofrecen una oportunidad inestimable de establecer redes, contactos con mentores o colegas en el extranjero y sentar las bases de futuras colaboraciones.

Eche otro vistazo a esta red, en la que cada hilo tejido refuerza la imagen de conjunto. Las colaboraciones y los programas de intercambio internacionales, con sus interacciones polifacéticas, enriquecen el panorama médico, construyendo una comunidad mundial en la que el apoyo mutuo, la innovación y la comprensión conducen a una mejor salud para todos.

La endocrinología ante las crisis mundiales: las pandemias, el cambio climático.

Ante la creciente magnitud de crisis mundiales como las pandemias y el cambio climático, la endocrinología, al igual que otros campos de la medicina, se encuentra en una encrucijada de adaptación, innovación y reflexión. Imaginemos esta especialidad médica como un faro en medio de la tormenta, tratando de guiar a los pacientes endocrinos a través de aguas turbulentas, al tiempo que adapta su haz de luz a los nuevos retos.

Pandemias :

La repentina aparición de enfermedades infecciosas globales, como el COVID-19, tiene ramificaciones directas e indirectas para la endocrinología. Directamente, se ha observado que los pacientes con trastornos endocrinos, en particular diabetes, pueden ser más vulnerables a formas graves de estas enfermedades. Esto ha llevado a examinar en profundidad cómo los desequilibrios hormonales pueden interactuar con los agentes infecciosos y afectar al desenlace de la enfermedad. Indirectamente, los confinamientos y las alteraciones del

169

sistema sanitario han planteado retos para la gestión continua de los trastornos endocrinos, desde el seguimiento periódico hasta las intervenciones quirúrgicas.

Cambio climático :
Estos trastornos globales tienen multitud de efectos sobre la salud, incluida la función endocrina. El aumento de las temperaturas, por ejemplo, puede afectar a la regulación de la temperatura en pacientes que sufren ciertos trastornos endocrinos. En términos más generales, los fenómenos meteorológicos extremos pueden perturbar la producción y distribución de medicamentos esenciales como la insulina. Además, la contaminación ambiental derivada del cambio climático puede introducir disruptores endocrinos en la cadena alimentaria, afectando a la función hormonal de las personas.

Pero más allá de los retos, estas crisis también ofrecen una oportunidad única para la reinvención. En respuesta a la pandemia, la endocrinología ha adoptado la telemedicina, ofreciendo consultas a distancia, seguimientos virtuales y educación terapéutica en línea. Esto no sólo ha garantizado la continuidad de la atención en tiempos de crisis, sino que también ha allanado el camino para modelos de atención más flexibles y accesibles en el futuro.

El cambio climático, por su parte, ha servido de catalizador para reflexionar sobre la sostenibilidad en medicina. Las prácticas más ecológicas en los laboratorios endocrinos, la reducción del uso de plásticos en los dispositivos médicos y una mayor concienciación sobre los disruptores endocrinos son pasos hacia una endocrinología más respetuosa con el medio ambiente.

Navegando por estas aguas tumultuosas, la endocrinología, armada con la ciencia, la innovación y la resiliencia, sigue iluminando el camino para sus pacientes, al tiempo que forja su propio camino para hacer frente a los retos de un mundo en constante cambio.

Capítulo 17

SALUD DIGITAL Y ENDOCRINOLOGÍA

Aplicaciones móviles para la vigilancia y la educación de los pacientes.

En la era digital, las aplicaciones móviles han revolucionado la forma en que los pacientes gestionan sus problemas de salud y se informan sobre sus enfermedades. Se trata de asistentes personales que están siempre a mano y ofrecen consejos, recordatorios e información en tiempo real. En el campo de la endocrinología, estas herramientas tecnológicas han añadido un valor considerable, transformando la relación paciente-cuidador y facilitando la autogestión de las enfermedades endocrinas.

Control de parámetros :

Las aplicaciones específicas permiten a los pacientes diabéticos controlar sus niveles de azúcar en sangre, registrar la ingesta de insulina o medicación y supervisar su dieta y actividad física. Del mismo modo, las aplicaciones para pacientes con problemas de tiroides pueden ayudar a registrar los síntomas, las dosis de medicación y los resultados de las pruebas.

Recordatorios de medicación :

La adherencia al tratamiento es crucial en la gestión de los trastornos endocrinos. Las aplicaciones especialmente diseñadas pueden enviar recordatorios a los pacientes para que tomen su medicación a tiempo, lo que garantiza una eficacia terapéutica óptima.

Educación e información :

El acceso a información fiable es la piedra angular de la autogestión. Las aplicaciones pueden ofrecer módulos educativos, vídeos, artículos y otros recursos para ayudar a los pacientes a comprender mejor su enfermedad y las mejores prácticas de gestión.

Conectividad con los profesionales sanitarios :

Algunas aplicaciones ofrecen funciones de telemedicina, lo que permite a los pacientes consultar a su endocrinólogo o a un equipo médico por chat, llamada o vídeo. Esto facilita el acceso a la atención, sobre todo para quienes viven en zonas remotas.

Comunidades y apoyo :

Las aplicaciones también pueden ofrecer foros o grupos de debate donde los pacientes puedan compartir sus experiencias, hacer preguntas y encontrar apoyo de otras personas en situaciones similares.

Integración con otros sistemas :

Con la evolución de la tecnología vestible, como los smartwatches o los monitores continuos de glucosa, las aplicaciones pueden sincronizarse con estos dispositivos para recopilar datos en tiempo real, ofreciendo una visión completa e instantánea del estado de salud del paciente.

Juegos educativos para niños :

Para los pacientes jóvenes, sobre todo los que padecen diabetes de tipo 1, se han desarrollado aplicaciones de edu-entretenimiento para enseñarles a autogestionar la enfermedad mediante juegos y actividades interactivas.

A medida que el mundo de la medicina evoluciona hacia un enfoque más centrado en el paciente, las aplicaciones móviles se posicionan como potentes herramientas para ayudar a las personas a gestionar su salud. Representan la intersección de la tecnología y la atención sanitaria, y prometen un futuro en el que la información, la ayuda y la gestión de la enfermedad estarán literalmente al alcance de la mano.

Uso de objetos conectados (wearables) para la vigilancia en tiempo real.

En los albores de una nueva era de la medicina, los objetos conectados, a menudo denominados "wearables", encarnan la fusión de tecnología y asistencia sanitaria, transformando el panorama médico en un cuadro dinámico de seguimiento en tiempo real. Imagínese llevar una pulsera u otro gadget que no sólo le diga la hora o cuente sus pasos, sino que también controle sus parámetros vitales, detectando anomalías antes incluso de que sienta el más mínimo síntoma. Esta es la promesa de los wearables en endocrinología y más allá.

1. Control de la glucosa :
Uno de los ejemplos más revolucionarios en endocrinología es el monitor continuo de glucosa (MCG). Estos dispositivos, que se llevan sobre la superficie de la piel, miden en tiempo real los niveles de glucosa en el líquido intersticial. Para los diabéticos, esto significa la posibilidad de controlar sus niveles sin necesidad de frecuentes extracciones de sangre, al tiempo que reciben alertas de hiperglucemia o hipoglucemia inminentes.

2. Gestión del tratamiento con insulina :
Junto con los MCG, las bombas de insulina pueden ajustarse en tiempo real en función de las lecturas de glucosa, lo que permite una administración de insulina más precisa y personalizada.

3. Seguimiento de la actividad física :
Los relojes conectados y las pulseras de fitness realizan un seguimiento de la actividad física, la frecuencia cardiaca, la calidad del sueño y otros parámetros. Estos datos pueden ayudar a los pacientes con trastornos endocrinos a ajustar

el tratamiento de su enfermedad, sobre todo en lo que respecta **al impacto del ejercicio en el metabolismo.**

4. Apoyo a la pérdida de peso :

En el caso de los pacientes con trastornos metabólicos o endocrinos asociados a la obesidad, los wearables pueden realizar un seguimiento de la ingesta de calorías, el ejercicio e incluso los patrones de sueño, proporcionando una visión holística de los factores que influyen en el aumento de peso.

5. Control del estrés :

Algunos dispositivos pueden medir marcadores fisiológicos del estrés, como la variabilidad de la frecuencia cardiaca. Esto resulta especialmente útil en pacientes cuyos desequilibrios hormonales pueden verse exacerbados por el estrés crónico.

6. Recordatorios y notificaciones :

Integrados con aplicaciones sanitarias, los wearables pueden recordar a los pacientes que tomen su medicación, comprueben sus niveles hormonales o realicen otras tareas esenciales para controlar su **enfermedad.**

7. Almacenamiento e intercambio de datos :

Los objetos conectados pueden almacenar datos a largo plazo, lo que permite a pacientes y profesionales sanitarios examinar tendencias, identificar factores desencadenantes o modificar el tratamiento en consecuencia.

Aunque la promesa de los wearables es innegable, también es esencial navegar con cautela, garantizando la seguridad de los datos, la precisión de los dispositivos y la posible sobrecarga de información. No obstante, en un mundo en el que la tecnología y la salud están cada vez más entrelazadas, los objetos conectados están trazando el camino hacia un futuro en el que la gestión de los trastornos endocrinos sea proactiva, personalizada y plenamente informada.

Las plataformas gestión de los datos de los pacientes.

En el panorama médico actual, los datos desempeñan un papel esencial, sirviendo de base para una asistencia sanitaria de alta calidad, precisa y centrada en el paciente. Las plataformas de gestión de datos de pacientes son como vastas bibliotecas digitales que albergan volúmenes de información clínica y ofrecen a los profesionales sanitarios un acceso instantáneo e integrado al historial médico de un paciente. En esta exploración, nos sumergimos en el mundo de las plataformas de gestión de datos y descubrimos cómo están configurando el futuro de la medicina.

1. Historia clínica electrónica (HCE) :
En el corazón de cualquier plataforma de gestión de datos está el EMR. Se trata de un registro digital completo del historial médico de un paciente, sus medicamentos, alergias, resultados de laboratorio, radiografías y mucho más. Los EMR no sólo facilitan el almacenamiento y el acceso a los datos, sino que también permiten coordinar la atención entre distintos especialistas o instituciones.

2. Portales de pacientes :
Estas plataformas en línea dan a los pacientes acceso directo a su información médica, permitiéndoles consultar sus resultados, reservar citas, renovar recetas o comunicarse directamente con su equipo médico.

3. Plataformas de análisis de datos :
Además de limitarse a almacenar datos, algunas plataformas utilizan algoritmos avanzados para analizar e interpretar la información, identificando tendencias, anomalías o incluso prediciendo riesgos para el paciente, lo que ayuda a los profesionales sanitarios a tomar decisiones con conocimiento de causa.

4. Integración entre sistemas :
Para garantizar la continuidad de la atención, muchas plataformas permiten la integración entre distintos sistemas o instituciones, garantizando que los datos de un paciente sean accesibles tanto si es atendido en una clínica local como en un gran hospital universitario.

5. Seguridad y confidencialidad :
Ante el aumento de los ciberataques y la preocupación por la privacidad, las plataformas de gestión de datos se centran en la seguridad, utilizando protocolos avanzados de cifrado, autenticación de dos factores y otras medidas para proteger la información sensible.

6. Interoperabilidad :
En un mundo de tecnología en rápida evolución, la interoperabilidad -la capacidad de los sistemas para comunicarse entre sí- es esencial. Las plataformas modernas están diseñadas para ser compatibles con una gran variedad de herramientas, aplicaciones y dispositivos, desde el monitor de glucosa de un paciente hasta los sistemas de imagen más avanzados.

7. Inteligencia artificial y aprendizaje automático :
Algunas plataformas incorporan inteligencia artificial (IA) para analizar los datos, ofreciendo posibles diagnósticos, sugerencias de tratamiento o incluso identificando a los pacientes con riesgo de sufrir ciertas complicaciones.

A medida que el volumen de información médica crece exponencialmente, las plataformas de gestión de datos de pacientes se posicionan como guardianas de este valioso recurso. Están transformando montañas de datos en información procesable, orientando las decisiones clínicas y dando forma a una era de la medicina en la que cada decisión se sustenta en una comprensión completa e integrada de la historia única de cada paciente.

La importancia de la ciberseguridad en salud.

En un mundo interconectado, en el que la tecnología está profundamente integrada en casi todos los aspectos de nuestra vida cotidiana, la ciberseguridad en la sanidad se ha convertido en una preocupación crucial. Imaginemos un hospital como una fortaleza, que protege no sólo físicamente a sus pacientes, sino también sus valiosos datos digitales. Sin embargo, a medida que la medicina avanza y adopta nuevas tecnologías, también abre puertas a posibles vulnerabilidades.

1. Protección de datos sensibles :
Los historiales médicos contienen una gran cantidad de información confidencial, desde el historial médico hasta datos financieros. Una violación de la seguridad puede poner en peligro estos datos, con consecuencias devastadoras para los pacientes. Incidentes de usurpación de identidad, fraude o extorsión pueden ser el resultado de una sola violación de datos.

2. Integridad de los sistemas médicos :
Además de los propios registros, muchos hospitales y clínicas están equipados con dispositivos médicos conectados. Una brecha en la seguridad de estos dispositivos podría interrumpir su funcionamiento o incluso dejarlos inoperativos, poniendo en riesgo la vida de los pacientes.

3. Continuidad de la atención :
Los ciberataques, como el ransomware, pueden paralizar los sistemas de un centro sanitario, retrasando o interrumpiendo los cuidados críticos, las intervenciones quirúrgicas programadas o el acceso a medicamentos esenciales.

4. 4. Confidencialidad :
El respeto a la intimidad es un derecho fundamental de los pacientes. Una brecha en la ciberseguridad podría exponer detalles íntimos de la vida de un paciente, creando situaciones embarazosas e incluso traumáticas.

5. Cumplimiento de la normativa :
Muchos países han introducido normativas estrictas en materia de protección de datos sanitarios. El incumplimiento de estas normas puede acarrear sanciones severas, multas importantes y la pérdida de confianza de los pacientes y el público.

6. 6. Investigación y desarrollo :
Los datos médicos son esenciales para la investigación y el desarrollo. Una filtración podría comprometer los estudios en curso, ralentizar el desarrollo de nuevos tratamientos o fármacos y poner en peligro las colaboraciones en investigación.

La importancia de la ciberseguridad en la sanidad es, por tanto, innegable. Para cada avance tecnológico, es esencial contar con la correspondiente estrategia de seguridad. Para ello es necesario invertir en infraestructuras seguras, formar periódicamente al personal y vigilar constantemente las amenazas emergentes.

A medida que la sanidad se adentra en la era digital, la ciberseguridad no debe considerarse una ocurrencia tardía, sino un componente intrínseco de la medicina moderna. Es el escudo que protege la integridad, confidencialidad y disponibilidad de los datos, garantizando que la tecnología médica siga siendo una herramienta de curación, no una vulnerabilidad.

Capítulo 18

PREVENCIÓN EN ENDOCRINOLOGÍA

Promover estilos de vida saludables.

Promover hábitos de vida saludables es como el murmullo constante de una suave melodía, que nos recuerda la importancia de cuidar nuestro cuerpo, nuestra mente y nuestra alma. En un mundo moderno en el que nos asedian exigencias constantes, estilos de vida agitados y tentaciones a la vuelta de cada esquina, resulta aún más vital abogar por un retorno a los fundamentos de la salud.

1. Una dieta equilibrada :
Piense que nuestro cuerpo es una máquina compleja que necesita el combustible adecuado para funcionar a pleno rendimiento. Una dieta rica en fruta, verdura, cereales integrales, proteínas magras y ácidos grasos esenciales es fundamental. Evitar los azúcares refinados, las grasas saturadas y los alimentos ultraprocesados es igual de crucial para mantener un equilibrio interior.

2. Actividad física regular :
Como una danza rítmica, la actividad física es la forma que tiene nuestro cuerpo de expresar su energía, reforzar su resistencia y armonizar sus funciones. Ya sea caminando, corriendo, nadando, haciendo yoga o cualquier otro deporte, el movimiento es la clave para mantener una salud óptima.

3. Descanso y sueño :
Como la calma tranquilizadora de una noche estrellada, el sueño nos ofrece la oportunidad de regenerarnos, curarnos y soñar. Un sueño de calidad refuerza nuestro sistema inmunitario, mejora nuestro estado de ánimo y potencia nuestra energía.

4. Gestión del estrés :
Como un jardín tranquilo en medio de una ciudad ajetreada, técnicas como la meditación, la atención plena y

la relajación profunda pueden ayudarnos a navegar por las tormentas de la vida, encontrar nuestro centro y equilibrar nuestras emociones.

5. Relaciones sanas :
Los seres humanos somos, por naturaleza, criaturas sociales. Cultivar relaciones positivas, amistades profundas y lazos familiares fuertes es esencial para nuestro bienestar emocional y psicológico.

6. Evitar sustancias nocivas :
Al igual que un río purificado es más beneficioso que el agua contaminada, evitar o limitar el consumo de alcohol, tabaco y otras drogas protege nuestro organismo de daños potencialmente irreversibles.

7. Formación continua :
El cerebro, curioso y ávido de conocimientos, prospera con el aprendizaje continuo. Ya sea leyendo, asistiendo a conferencias o aprendiendo un nuevo arte, alimentar nuestra mente fortalece nuestra salud cognitiva.

8. Revisiones médicas periódicas :
Al igual que un arquitecto inspecciona la integridad de una estructura, los chequeos médicos pueden detectar anomalías antes de que se conviertan en problemas, garantizando una intervención precoz y una mejor gestión.

Promover hábitos de vida saludables es mucho más que una simple lista de recomendaciones. Es una filosofía, una invitación a respetar, apreciar y celebrar nuestros cuerpos y mentes, cultivando rituales diarios que nos elevan, nutren y transforman.

Vacunación y prevención enfermedades endocrinas.

La vacunación es una de las intervenciones médicas más eficaces para prevenir las enfermedades infecciosas. Aunque las enfermedades endocrinas no son en esencia enfermedades infecciosas y, por tanto, no pueden "prevenirse" mediante la vacunación en el sentido tradicional, ciertas infecciones pueden tener un impacto en el sistema endocrino o desencadenar trastornos endocrinos. Veámoslo en el contexto más amplio de la prevención.

1. Vacunación y prevención directa de los trastornos endocrinos :

Virus de las paperas: Las paperas, aunque se asocian principalmente a la inflamación de las glándulas salivales, también pueden provocar orquitis (inflamación de los testículos) que, en raras ocasiones, puede derivar en insuficiencia testicular.

Virus de la rubéola: si una mujer contrae la rubéola durante el embarazo, puede afectar al desarrollo del feto, incluido el sistema endocrino.

2. Prevención de afecciones que pueden coexistir con enfermedades endocrinas :

Las personas con diabetes tienen un mayor riesgo de complicaciones si contraen determinadas enfermedades infecciosas. Por eso se suele recomendar a los diabéticos la vacunación contra la gripe, la neumonía y la hepatitis B, para prevenir estas infecciones y sus posibles complicaciones.

3. Prevención de enfermedades endocrinas autoinmunes :

Aunque la causa exacta de la mayoría de las enfermedades autoinmunes endocrinas aún no se conoce del todo, se sabe que las infecciones pueden desencadenar reacciones autoinmunes en determinados individuos. En este contexto, prevenir las infecciones mediante la vacunación podría reducir el riesgo de desarrollar enfermedades autoinmunes, incluidas las que afectan al sistema endocrino, como la tiroiditis de Hashimoto.

4. Impacto a largo plazo de las infecciones :

Ciertas infecciones pueden tener repercusiones a largo plazo en el sistema endocrino. Por ejemplo, algunos estudios sugieren que las infecciones víricas durante el embarazo pueden aumentar el riesgo de diabetes de tipo 1 en el niño. Aunque la investigación está en curso, esto subraya la importancia de la vacunación y la prevención de infecciones durante este periodo crucial.

También es importante tener en cuenta que los fármacos utilizados para tratar ciertas infecciones pueden interactuar con el sistema endocrino o con fármacos utilizados para tratar trastornos endocrinos. En estos casos, prevenir las infecciones mediante la vacunación también puede ayudar a evitar complicaciones indeseables o interacciones farmacológicas.

Aunque la vacunación no está directamente dirigida a prevenir las enfermedades endocrinas, desempeña un papel crucial en la prevención de infecciones que pueden influir en el sistema endocrino o afectar a quienes padecen enfermedades endocrinas. Como ocurre con todas las decisiones médicas, es esencial consultar a un profesional sanitario para obtener recomendaciones específicas para cada persona.

El papel educativo de la enfermera de prevención.

Las enfermeras, en la encrucijada de la atención médica y el bienestar del paciente, desempeñan un papel clave en la prevención de enfermedades y la promoción de un estilo de vida saludable. Su función educativa no se limita únicamente a impartir información, sino que también abarca el apoyo, el asesoramiento y la orientación para ayudar a los pacientes a adoptar y mantener comportamientos beneficiosos para la salud.

1. Educación sobre la enfermedad :
La enfermera proporciona información detallada sobre las afecciones médicas, sus causas, síntomas, tratamientos y posibles complicaciones. Por ejemplo, en el caso de un paciente diabético, la enfermera le explicará la naturaleza de la diabetes, las variaciones de los niveles de azúcar en sangre y la importancia de su control.

2. Habilidades de autogestión :
La enfermera enseña a los pacientes a gestionar su enfermedad a diario, como autocontrolarse la tensión arterial, inyectarse insulina o reconocer los signos de un ataque de asma.

3. Consejos sobre el estilo de vida :
Esto incluye consejos sobre nutrición, ejercicio, sueño y gestión del estrés. Por ejemplo, aconsejar a un paciente obeso sobre la importancia de una dieta equilibrada y una actividad física regular.

4. Prevención de complicaciones :
En el caso de los pacientes con enfermedades crónicas, la enfermera se centrará en prevenir las complicaciones. Esto puede incluir la importancia de tomar regularmente la medicación o de seguir una dieta específica.

5. Recursos y orientación :
Las enfermeras pueden remitir a los pacientes a recursos adicionales, como grupos de apoyo, dietistas o terapeutas.

6. Vacunas y profilaxis :
Educar a los pacientes sobre la importancia de las vacunas para prevenir enfermedades, o medidas profilácticas para situaciones específicas, como prevenir la malaria cuando se viaja a zonas de alto riesgo.

7. Seguridad y prevención de accidentes :
Esto puede abarcar desde la prevención de caídas en ancianos hasta la educación sobre la seguridad de los medicamentos para evitar sobredosis accidentales.

8. Promover comportamientos saludables :
Además de tratar la enfermedad, las enfermeras también promueven comportamientos saludables, como dejar de fumar, consumir alcohol con moderación y hacer ejercicio con regularidad.

9. Educación para la salud reproductiva :
Proporcionar información sobre anticoncepción, salud durante el embarazo, prevención de ITS y pruebas de cribado como la mamografía.

10. Apoyo emocional y psicológico :
Reconocer los signos de malestar emocional o psicológico y ofrecer apoyo, recursos u orientación adecuados.

La riqueza del papel educativo de las enfermeras reside en su capacidad para adaptar sus intervenciones a cada paciente, teniendo en cuenta su contexto individual, su cultura, su nivel educativo y sus necesidades específicas. Este papel va más allá de la simple transmisión de información para convertirse en una auténtica colaboración con el paciente en su recorrido sanitario.

Colaboración con otros profesionales sanitarios en materia de prevención.

La prevención de enfermedades y la promoción de la salud son misiones que trascienden las fronteras profesionales en el mundo médico. De hecho, la colaboración interprofesional es esencial para ofrecer una atención holística e integral a los pacientes. Imaginemos esta colaboración como una sinfonía en la que cada profesional toca su propio instrumento, pero todos trabajan juntos para crear una melodía armoniosa.

1. Médicos generales y especialistas :
A menudo realizan el diagnóstico inicial y elaboran un plan de tratamiento. También desempeñan un papel fundamental en la coordinación de la atención, derivando a los pacientes a otros especialistas o terapeutas si es necesario.

2. Farmacéuticos :
Aconsejan a los pacientes sobre el uso correcto de los medicamentos, las interacciones entre fármacos, los efectos secundarios y la importancia de cumplir el tratamiento. Los farmacéuticos también pueden ofrecer chequeos médicos y vacunaciones.

3. Dietistas/nutricionistas :
Estos expertos ofrecen asesoramiento sobre dieta y nutrición, ayudando a los pacientes a controlar enfermedades relacionadas con la alimentación, perder peso o adoptar una dieta especializada.

4. Fisioterapeutas :
Trabajan en rehabilitación física, ayudando a los pacientes a recuperarse de intervenciones quirúrgicas o lesiones, o a tratar dolencias crónicas como la artritis.

5. Psicólogos/psiquiatras :
La salud mental está intrínsecamente ligada a la salud física. Estos profesionales ayudan a los pacientes a gestionar el estrés, la depresión, la ansiedad u otros problemas emocionales o mentales.

6. Enfermeras de salud pública :
Desempeñan un papel clave en la prevención, la promoción de la salud y la educación. Pueden organizar campañas de vacunación, pruebas de detección o seminarios educativos.

7. Trabajadores sociales :
Ayudan a los pacientes en aspectos no médicos, como el acceso a la asistencia, la resolución de problemas socioeconómicos o el enlace con otros servicios comunitarios.

8. Educadores sanitarios :
Estos especialistas se centran en la prevención y la educación, proporcionando información y recursos sobre temas como la salud sexual, la prevención del tabaquismo y la gestión de enfermedades crónicas.

9. Profesionales de la actividad física :
Como los kinesiólogos o los entrenadores deportivos, ayudan a los pacientes a adoptar y mantener un estilo de vida activo, adaptando los programas de ejercicio a las necesidades individuales.

10. Logopedas y audiólogos :
Trabajan respectivamente en los trastornos del habla y la audición, desempeñando un papel clave en la prevención, detección y tratamiento de estos problemas.

La colaboración entre estos distintos profesionales permite un enfoque multidimensional de la prevención y la asistencia, garantizando que se tengan en cuenta todos los aspectos de la salud del paciente. Al igual que las piezas de un complejo rompecabezas, cada profesional aporta su propia experiencia, pero es su trabajo conjunto el que proporciona una imagen completa y holística de la salud y el bienestar.

Capítulo 19

ENDOCRINOLOGÍA Y CIRUGÍA

Preparación del paciente para intervenciones quirúrgicas.

Preparar a un paciente para una intervención quirúrgica es como representar una obra de teatro. Es esencial asegurarse de que todos los elementos están en su sitio para garantizar una representación sin contratiempos. Esta preparación abarca aspectos fisiológicos, emocionales y logísticos, todo ello con el objetivo de minimizar los riesgos y optimizar los resultados postoperatorios.

1. Evaluación médica :
Antes de cualquier intervención quirúrgica, los pacientes se someten a una evaluación completa para determinar su idoneidad para el procedimiento. Puede incluir análisis de sangre, radiografías u otras pruebas para evaluar el estado general de salud e identificar posibles contraindicaciones o riesgos.

2. Información sobre el procedimiento :
Es vital que el paciente comprenda la naturaleza de la operación, sus beneficios y riesgos, y lo que puede esperar durante y después de la cirugía. Una conversación abierta entre el cirujano y el paciente es esencial para ilustrar a este último y obtener su consentimiento informado.

3. Preparación física :
Ayuno: a menudo se indica a los pacientes que no coman ni beban nada durante varias horas antes de la intervención para evitar complicaciones de la anestesia.
Higiene: Puede recomendarse una ducha con jabón antiséptico el día antes y el día de la operación para minimizar el riesgo de infección.
Medicación: Puede ser necesario suspender o ajustar ciertos medicamentos antes del

procedimiento, incluidos los anticoagulantes o ciertos suplementos.

4. Preparación emocional :
Ante la ansiedad o el miedo, pueden ofrecerse sesiones informativas, grupos de apoyo o incluso técnicas de relajación para ayudar a los pacientes a prepararse mentalmente.

5. Logística :
- **Llegada al hospital**: los pacientes suelen tener que llegar varias horas antes de la operación para prepararse.
- **Objetos personales**: por lo general, es aconsejable dejar los objetos de valor en casa y llevar sólo lo imprescindible.
- **Preparación postoperatoria**: puede incluir organizar el transporte a casa, establecer un sistema de apoyo domiciliario o preparar la estancia en una unidad de cuidados postoperatorios.

6. Preparación de la zona quirúrgica :
El lugar de la operación puede requerir una preparación específica, como afeitarse el vello o marcar la zona.

7. Discusiones con el anestesista :
El anestesista suele reunirse con el paciente antes de la operación para comentar las opciones anestésicas, evaluar los riesgos y responder a cualquier pregunta.

8. Consentimiento :
Una vez que han sido plenamente informados, los pacientes firman un formulario de consentimiento que confirma que están de acuerdo con el procedimiento.

La preparación del paciente para la intervención quirúrgica es un paso crucial que garantiza no sólo su seguridad y bienestar, sino también el éxito de la operación. Como una orquesta que se prepara para tocar, cada detalle cuenta, cada paso es esencial para garantizar que la sinfonía de la cirugía salga a la perfección.

Cuidados postoperatorios en endocrinología.

Los cuidados postoperatorios en endocrinología son esenciales para garantizar una recuperación satisfactoria y evitar complicaciones tras la cirugía. Piense en ello como una delicada danza entre la atención médica y el apoyo al paciente, donde cada paso es crucial para conducir al paciente a una recuperación segura.

1. Control de las constantes vitales :
Después de cualquier intervención quirúrgica, es vital controlar regularmente la tensión arterial, la frecuencia cardiaca, la temperatura y la frecuencia respiratoria del paciente para detectar cualquier signo anormal.

2. Control de los niveles hormonales :
En endocrinología, es crucial vigilar los niveles hormonales, sobre todo si la cirugía afecta a glándulas como la tiroides, la paratiroides o las glándulas suprarrenales. Los desequilibrios hormonales pueden requerir una intervención médica inmediata.

3. Tratamiento del dolor :
El dolor es una preocupación frecuente tras una intervención quirúrgica. Se prescribirán fármacos analgésicos, y es esencial asegurarse de que el paciente recibe una analgesia adecuada sin sufrir efectos secundarios indeseables.

4. Control de la herida quirúrgica :
Inspeccione la herida con regularidad para detectar signos de infección, hemorragia u otras complicaciones. También es importante aconsejar al paciente sobre los cuidados caseros de la herida.

5. Rehabilitación y fisioterapia :
En algunos casos, pueden recomendarse ejercicios o sesiones de fisioterapia para ayudar a la recuperación funcional.

6. Control nutricional :
Dependiendo de la intervención quirúrgica, pueden ser necesarias recomendaciones nutricionales específicas, sobre todo si la cirugía afecta a la capacidad del paciente para comer con normalidad.

7. Educación del paciente :
Es esencial informar a la paciente sobre los cuidados postoperatorios, los signos de complicaciones a los que debe estar atenta y las fases de recuperación. También puede incluir información sobre la medicación, los ajustes hormonales y las citas de seguimiento.

8. Apoyo emocional y psicológico :
La cirugía puede tener un impacto emocional en el paciente. Ofrecer apoyo, recursos y, si es necesario, derivar a los pacientes a profesionales de la salud mental puede ayudarles a gestionar este estrés.

9. Programar citas de seguimiento :
Las visitas postoperatorias son esenciales para controlar la recuperación, ajustar la medicación o los tratamientos y abordar cualquier preocupación que pueda tener el paciente.

10. Evaluación a largo plazo :
En endocrinología, las consecuencias de la cirugía pueden requerir un seguimiento a largo plazo de los niveles hormonales y las funciones glandulares.

Los cuidados postoperatorios en endocrinología son una armonía entre la ciencia médica, el arte de cuidar y la compasión. Cada paciente es único y los cuidados deben adaptarse a sus necesidades específicas, garantizando no sólo la recuperación física sino también el bienestar emocional y psicológico.

Colaboración con el equipo quirúrgico.

Trabajar con el equipo quirúrgico es como una coreografía bien orquestada, en la que cada miembro conoce su papel, se mueve con precisión y complementa los movimientos de los demás. Todos, desde el cirujano hasta el enfermero o el anestesista, desempeñan su papel.
El equipo quirúrgico es algo más que el cirujano, aunque a menudo se encuentre en el centro de la acción. El cirujano es el arquitecto de la operación, con la visión y la habilidad necesarias para realizar intervenciones a menudo delicadas. Sin embargo, sin la estrecha colaboración de los demás miembros del equipo, su trabajo sería mucho más complejo.

El anestesista, por ejemplo, es el guardián del paciente durante la operación, velando por que no sienta dolor y esté seguro, controlando constantemente las constantes vitales y ajustando la medicación para garantizar una anestesia estable.

Las enfermeras de quirófano, con su profundo conocimiento de los instrumentos y procedimientos quirúrgicos, se anticipan a las necesidades del cirujano, entregan las herramientas adecuadas en el momento oportuno y garantizan que el campo quirúrgico permanezca estéril. Son el vínculo entre el cirujano, el material y el paciente, y garantizan el buen desarrollo de la intervención.

Luego están los técnicos y ayudantes, cuyo papel, aunque menos visible, es igual de crucial. Preparan el quirófano, se aseguran de que todo el equipo esté listo y funcione, y a menudo ayudan durante la intervención.
Una vez finalizada la operación, es el turno de las enfermeras de la sala de recuperación, que controlan al paciente mientras sale de la anestesia, garantizan una transición fluida de la inconsciencia a la plena consciencia y velan por su comodidad y seguridad.

La colaboración con el equipo quirúrgico es una demostración del poder de la sinergia. Cuando todos trabajan en armonía, con una comunicación clara y objetivos compartidos, el paciente tiene garantizada la mejor atención posible. Y aunque cada miembro del equipo tiene su propia danza que interpretar, es su movimiento colectivo, esta danza armoniosa e interconectada, lo que crea la magia de la medicina moderna.

Rehabilitación y vuelta a la normalidad.

La rehabilitación y la vuelta a la normalidad tras una operación o enfermedad son etapas esenciales del proceso de curación, algo así como el acto final de una obra de teatro, cuando el protagonista encuentra su camino hacia la resolución y la renovación. No se trata sólo de la curación física, sino también de la adaptación mental y emocional para recuperar el ritmo de vida anterior.

El proceso de rehabilitación empieza en cuanto se abandona la cama del hospital. Para algunos, esto significa recuperar la fuerza para caminar tras un largo periodo de inmovilización; para otros, puede implicar una reeducación más profunda para recuperar las funciones motoras o cognitivas. Se puede recurrir a fisioterapeutas, terapeutas ocupacionales y otros profesionales para guiar a los pacientes a través de ejercicios y terapias específicos adaptados a sus necesidades.

Sin embargo, el proceso de vuelta a la normalidad no termina con la recuperación física. A menudo, un periodo de discapacidad o enfermedad puede provocar sentimientos de vulnerabilidad, frustración o tristeza. Por eso es crucial abordar también estos aspectos emocionales. Las sesiones con psicólogos, grupos de apoyo o consejeros pueden ayudar a los pacientes a gestionar estas emociones y recuperar la confianza en sí mismos.

La vuelta a la vida cotidiana también puede requerir un periodo de adaptación. Volver al trabajo, ocuparse de las tareas domésticas, cuidar de la familia o simplemente reincorporarse a la vida social son retos que pueden parecer abrumadores al principio. Puede ser útil que el paciente reanude gradualmente estas actividades, se fije objetivos alcanzables y celebre cada pequeña victoria.

Los familiares también desempeñan un papel crucial en la rehabilitación y la vuelta a la normalidad. Su apoyo, paciencia y ánimo pueden contribuir mucho a facilitar la transición del paciente. Su implicación puede ir desde simplemente escuchar al paciente hasta ayudarle en las actividades cotidianas o participar en la terapia familiar.

Por último, la vuelta a la normalidad es también un periodo de prevención. Se puede animar a los pacientes a adoptar un estilo de vida más sano, someterse a revisiones médicas periódicas o tomar medicación para prevenir la reaparición de la enfermedad u otras complicaciones.

La rehabilitación y la vuelta a la normalidad son viajes tanto físicos como emocionales. Como el desenlace de una historia, es un periodo de resolución, aprendizaje y esperanza, en el que los pacientes redescubren su lugar en el mundo, fortalecidos por las pruebas por las que han pasado y apoyados por las personas que les rodean.

Capítulo 20

ENDOCRINOLOGÍA Y OTRAS ESPECIALIDADES MÉDICAS

Colaboración con cardiología.

La colaboración entre endocrinología y cardiología es como una alianza entre dos virtuosos, cada uno experto en su campo, pero que trabajan en armonía para interpretar una melodía compleja: la salud general del paciente. Estas dos disciplinas médicas, aunque distintas, se entrecruzan con frecuencia, ya que los desequilibrios hormonales pueden repercutir en el corazón, y viceversa.

Imagine el cuerpo humano como una red tejida de relaciones interdependientes. El corazón, esa poderosa bomba, está influido por muchos factores, entre ellos las hormonas producidas en distintas partes del cuerpo. A la inversa, el funcionamiento de nuestros órganos endocrinos puede verse directamente afectado por la salud de nuestro sistema cardiovascular.

1. Diabetes y cardiopatías :
Uno de los ejemplos más evidentes de esta colaboración es la relación entre diabetes y cardiopatías. Los pacientes diabéticos corren un mayor riesgo de desarrollar enfermedades cardiovasculares. Por ello, el seguimiento conjunto de endocrinos y cardiólogos puede optimizar el tratamiento y prevenir complicaciones.

2. Función tiroidea y cardíaca :
Los trastornos tiroideos, como el hipertiroidismo, pueden provocar arritmias u otros problemas cardíacos. La estrecha colaboración entre ambos especialistas garantiza una atención integral y una evaluación precisa de los riesgos.

3. Hormonas e hipertensión :
Afecciones como el síndrome de Cushing o un tumor feocromocitoma pueden provocar hipertensión. El papel del cardiólogo en el control de la presión arterial y el

tratamiento es esencial, al tiempo que colabora con el endocrinólogo para tratar la causa subyacente.

4. Fármacos e interacciones :
Algunos fármacos endocrinos pueden tener efectos secundarios cardíacos, y los fármacos cardíacos pueden influir en la función endocrina. Por lo tanto, la comunicación abierta entre especialistas es crucial para equilibrar las terapias.

5. Búsqueda y avanzada :
Las dos disciplinas también colaboran en investigación, estudiando los vínculos entre hormonas y enfermedades cardiacas o explorando nuevos tratamientos para afecciones comunes.

6. Educación del paciente :
Proporcionar a los pacientes una educación holística sobre la interacción de sus sistemas cardíaco y endocrino refuerza su implicación en su propia salud, permitiéndoles adoptar opciones de vida más sanas.

La colaboración entre endocrinología y cardiología es una danza delicada, una simbiosis médica. Juntas, estas disciplinas garantizan que el corazón y las hormonas, aunque funcionen a sus propios ritmos, toquen una melodía armoniosa para el bienestar general del paciente.

Interacción con nefrología.

La interacción entre endocrinología y nefrología es una alianza esencial, como dos músicos tocando a dúo, complementando y enriqueciendo mutuamente sus melodías. Los riñones, órganos centrales de la nefrología, desempeñan un papel crucial en muchas funciones corporales, como el equilibrio de los líquidos, la filtración de los productos de desecho y la regulación de diversas hormonas. Estas funciones hacen que estén íntimamente implicados en muchos aspectos de la endocrinología.

1. Diabetes y enfermedad renal :

La diabetes es una de las principales causas de insuficiencia renal. El exceso de azúcar en la sangre puede dañar los riñones y provocar una nefropatía diabética. En este contexto, el endocrinólogo y el nefrólogo suelen trabajar mano a mano para controlar y tratar a los pacientes.

2. Hipertensión y riñones :

La hipertensión puede ser tanto causa como consecuencia de una enfermedad renal. Hormonas como la aldosterona, regulada por las glándulas suprarrenales (un campo de la endocrinología), desempeñan un papel clave **en la regulación de la presión arterial por los riñones.**

3. Trastornos de la glándula paratiroides :

Las glándulas paratiroides, que regulan el calcio en la sangre, interactúan estrechamente con los riñones. Trastornos como el hiperparatiroidismo pueden repercutir en la función renal, lo que exige una estrecha colaboración entre endocrinólogos y nefrólogos.

4. Medicamentos y riñones :

Muchos fármacos utilizados en endocrinología se metabolizan o excretan por vía renal. Por ello, el nefrólogo desempeña un papel crucial en la dosificación y el seguimiento de estos fármacos en pacientes con función renal reducida.

5. Investigación conjunta :

Las interacciones entre los sistemas endocrino y renal ofrecen numerosas oportunidades de investigación. Los estudios conjuntos pueden conducir a una mejor comprensión de las enfermedades y a nuevas estrategias terapéuticas.

6. Educación y prevención :

Dada la estrecha relación entre los desequilibrios hormonales y la enfermedad renal, es fundamental educar a los pacientes en materia de prevención. Al comprender cómo el azúcar, la presión arterial o los desequilibrios electrolíticos pueden afectar a sus riñones, los pacientes están mejor preparados para gestionar su salud.

La colaboración entre endocrinología y nefrología es una demostración perfecta de cómo la medicina está interconectada. Como en una orquesta, cada sección, aunque toca sus propias notas, contribuye a la sinfonía general. Trabajando juntas, estas dos especialidades ofrecen una atención óptima y una melodía armoniosa para la salud de los pacientes.

Relaciones con la ginecología y andrología.

Endocrinología, ginecología y andrología forman un tríptico médico estrechamente entrelazado en torno a los misterios y maravillas del sistema endocrino humano. Como las olas de un océano, las hormonas conforman e influyen en el paisaje de la reproducción y la salud sexual, por lo que la colaboración entre estas especialidades no sólo es lógica, sino esencial.

1. Reproducción y fertilidad :
La infertilidad, ya sea masculina o femenina, suele ser el resultado de un desequilibrio hormonal. Ya se trate de anomalías ovulatorias en la mujer o de problemas con la producción de esperma en el hombre, los endocrinos desempeñan un papel clave en el diagnóstico, la comprensión y el tratamiento de estos trastornos, en estrecha colaboración con ginecólogos y andrólogos.

2. Síndrome de ovario poliquístico (SOP) :
Este trastorno endocrino, frecuente en mujeres en edad fértil, presenta una variedad de síntomas que van desde

irregularidades menstruales hasta infertilidad. La colaboración entre el endocrinólogo y el ginecólogo es esencial para un tratamiento holístico.

3. Transición de género :

Las personas transexuales pueden necesitar intervenciones hormonales como parte de su transición. En este delicado proceso, el endocrinólogo trabaja junto con especialistas en ginecología y andrología para garantizar una transición fluida y segura.

4. Menopausia y andropausia :

Estas fases naturales de la vida, marcadas por cambios hormonales, son gestionadas conjuntamente por endocrinólogos y ginecólogos en el caso de las mujeres, y por endocrinólogos y andrólogos en el caso de los hombres, lo que garantiza un apoyo adecuado e integral.

5. Tumores y trastornos glandulares :

Algunos trastornos de las glándulas reproductoras, como los tumores ováricos o testiculares, pueden ser de origen hormonal. En estos casos, la colaboración entre las distintas especialidades es esencial para un diagnóstico preciso y un tratamiento óptimo.

6. Anticoncepción hormonal :

El endocrinólogo, junto con el ginecólogo, suele participar en la elección y el seguimiento de los métodos anticonceptivos hormonales, garantizando el equilibrio óptimo para la salud de la mujer.

7. Trastornos sexuales :

Los endocrinólogos suelen ocuparse de los trastornos de la libido y otras disfunciones sexuales, y colaboran estrechamente con ginecólogos y andrólogos para ofrecer una atención integral al paciente.

La belleza de la medicina reside en su capacidad de trascender especialidades, de establecer conexiones entre campos aparentemente distintos para ofrecer una atención holística. La interacción entre endocrinología, ginecología y andrología es una danza armoniosa de especialistas, cada uno aportando su propia experiencia, pero todos trabajando juntos por el bienestar final del paciente.

Interfaz con psiquiatría y la psicología.

La interfaz entre la endocrinología y las disciplinas de la psiquiatría y la psicología es una fascinante convergencia de cuerpo y mente. Como las notas de una compleja melodía, las hormonas influyen en nuestro estado de ánimo, emociones y cognición, mientras que nuestros pensamientos, sentimientos y experiencias pueden, a su vez, afectar a nuestro equilibrio hormonal. Esta interacción bidireccional revela el profundo entrelazamiento de nuestra fisiología con nuestra psique.

1. Impacto de los desequilibrios hormonales en el estado de ánimo :
Afecciones como el hipotiroidismo o el hipertiroidismo pueden provocar síntomas como depresión o ansiedad. En estos casos, un enfoque combinado entre el endocrinólogo y el psiquiatra o psicólogo es esencial para una gestión holística.

2. El estrés y el sistema endocrino :
La respuesta al estrés está mediada por hormonas, en particular el cortisol. El estrés crónico puede alterar el equilibrio hormonal, y viceversa. Trabajando juntos, los especialistas pueden comprender y gestionar mejor esta relación dinámica.

3. Trastornos alimentarios :
Enfermedades como la anorexia y la bulimia tienen componentes tanto psicológicos como endocrinos. El trabajo conjunto del endocrinólogo y el psiquiatra puede ofrecer un apoyo esencial a estos pacientes.

4. Infertilidad y bienestar emocional :
La infertilidad puede tener un gran impacto en el bienestar emocional de una persona o una pareja. Junto con los tratamientos hormonales, el apoyo psicológico puede ser crucial para ayudar a los pacientes a lidiar con el estrés, la frustración y el dolor.

5. Transición de género :
Más allá del aspecto hormonal de la transición, las personas transexuales pueden necesitar apoyo psicológico para superar los retos sociales, emocionales y mentales asociados a su viaje.

6. Enfermedades endocrinas crónicas :
Vivir con una enfermedad crónica como la diabetes puede ser un reto psicológico. Trabajar con profesionales de la salud mental puede ayudar a los pacientes a gestionar los aspectos emocionales y conductuales de su enfermedad.

7. Síndromes neuropsiquiátricos :
Algunos síndromes, como el síndrome de Cushing, tienen manifestaciones endocrinas y neuropsiquiátricas. La gestión conjunta garantiza una mejor comprensión y una intervención integral.

La interacción entre endocrinología, psiquiatría y psicología es una revelación de la interdependencia del cuerpo y la mente. Es una danza delicada en la que la fisiología se encuentra con la psique, y en la que el respeto mutuo y la colaboración entre especialistas son esenciales si queremos ofrecer una atención integral realmente centrada en el paciente.

Capítulo 21

GESTIÓN DE SITUACIONES DIFÍCILES Y CONFLICTIVAS

Gestión de conflictos
con los pacientes y sus familias.

Navegar por las aguas a veces turbulentas de la medicina requiere no sólo conocimientos clínicos, sino también habilidades de comunicación y empatía. Los conflictos con los pacientes y sus familiares pueden surgir por diversos motivos, desde diferencias de opinión sobre los tratamientos hasta frustraciones con el sistema asistencial, pasando por emociones exacerbadas por la enfermedad. Gestionar estas situaciones es un arte en sí mismo, una delicada danza entre la validación de los sentimientos, la mediación y la preservación de la ética médica.

1. Escucha activa :
La historia de cada paciente es única y cada emoción es válida. Escuchar activamente, sin interrumpir ni juzgar, a menudo puede calmar una situación tensa. Escuchar y validar las preocupaciones del paciente o su familia es el primer paso para establecer un terreno común.

2. Comunicación transparente :
La mayoría de los conflictos surgen de malentendidos o falta de claridad. Una comunicación abierta, honesta y clara, que explique las razones de las decisiones médicas y aclare las incertidumbres, puede reducir las tensiones.

3. Empatía :
Reconocer y validar las emociones del paciente o su familia es esencial. A veces, un simple "entiendo que esto sea difícil para usted" puede marcar una gran diferencia.

4. Negociación :
A veces es necesario llegar a un compromiso aceptable. Esto puede implicar discutir diferentes opciones de tratamiento, explorar alternativas o considerar una segunda opinión.

5. Participación de intermediarios :
En situaciones especialmente tensas, la participación de mediadores como trabajadores sociales, consejeros o defensores del paciente puede ayudar a facilitar la comunicación y encontrar soluciones.

6. Educación :
La ignorancia o el desconocimiento pueden alimentar los miedos y los conflictos. Facilitar información pertinente, en forma de folletos, vídeos o sesiones educativas, puede ayudar a pacientes y familiares a comprender mejor la situación.

7. Autorreflexión :
Es fundamental que los profesionales sanitarios reflexionen sobre su propio comportamiento y comunicación. ¿Mi lenguaje, mi tono o mis acciones han contribuido al conflicto? ¿Cómo puedo mejorar?

8. Establecer límites claros :
Aunque la empatía y la comprensión son esenciales, también es crucial mantener cierta autoridad profesional y establecer límites claros, sobre todo si el comportamiento del paciente o la familia se vuelve abusivo.

9. Apoyo entre colegas :
Hablar de situaciones difíciles con los compañeros puede ofrecer una perspectiva diferente, consejos o simplemente apoyo emocional.

La medicina es más que una ciencia: es un arte humano que implica relaciones, emociones y dinámicas complejas. Por ello, gestionar los conflictos con los pacientes y sus familias requiere un enfoque igualmente matizado, que combine habilidad clínica, comunicación, empatía y resiliencia.

Colaboración
en un entorno a veces tenso.

Trabajar en el sector médico puede compararse a menudo con caminar por la cuerda floja. Las situaciones de alta presión, la urgencia, el miedo, la incertidumbre y las emociones fuertes forman parte del día a día. En entornos tan tensos, la colaboración eficaz es a la vez un reto y una necesidad. Pero, como los instrumentos de una orquesta que encuentran la armonía incluso en medio de una sinfonía tumultuosa, los profesionales sanitarios pueden alinearse para ofrecer una atención excepcional.

1. Comunicación clara :
En un entorno tenso, cada segundo cuenta. Una comunicación concisa, clara y directa es esencial para una coordinación eficaz.

2. Confianza mutua :
La confianza es la piedra angular de toda colaboración. Cada miembro del equipo debe confiar en la competencia y el criterio de los demás, sabiendo que cada decisión se toma en el mejor interés del paciente.
3. Comprender las funciones :
Cada profesional sanitario tiene un papel único. Comprender las responsabilidades y competencias de cada uno facilita la colaboración y evita solapamientos o descuidos.

4. Regulación emocional :
Aprender a gestionar las emociones y mantener la calma y la concentración, incluso en las situaciones más estresantes, es esencial. Esto no sólo mejora la toma de decisiones, sino que también crea una sensación de estabilidad en el equipo.

5. Retroalimentación constructiva :
Incluso en momentos de gran tensión, es importante dar y recibir feedback. Esta retroalimentación, cuando se da de forma constructiva, puede conducir a mejoras rápidas y evitar errores futuros.

6. Reuniones informativas periódicas :
Después de situaciones especialmente estresantes o complicadas, es buena idea reunirse para hacer un debriefing. Esto nos permite analizar lo que ha ido bien y lo que podría mejorarse, y procesar cualquier emoción residual.

7. Formación continua :
Las sesiones de formación periódicas, centradas en la colaboración y la comunicación, pueden reforzar el espíritu de equipo y proporcionar herramientas para gestionar mejor las situaciones tensas.

8. Apoyo emocional :
Ofrecer apoyo emocional a los compañeros, ya sea una simple palabra de ánimo, un oído comprensivo o un hombro en el que apoyarse, refuerza la cohesión del equipo.

9. Respeto mutuo :
Reconocer el valor y la contribución de cada miembro del equipo, sea cual sea su cargo o especialidad, es fundamental para mantener un entorno de colaboración.
Colaborar en un entorno tenso es un poco como bailar en medio de una tormenta. Habrá momentos de incertidumbre, pasos vacilantes y errores. Pero con una comunicación clara, respeto mutuo y apoyo inquebrantable, el equipo puede sincronizarse, evolucionar en armonía y superar incluso las situaciones más complejas con gracia y habilidad.

Manejar situaciones con carga emocional.

Manejar situaciones de gran carga emocional es un reto intrínseco a la medicina y a muchos otros campos. Estos momentos, impregnados de dolor, miedo, incertidumbre o tensión, requieren un enfoque suave pero firme, una mezcla de profunda empatía y profesionalidad inquebrantable. Es como atravesar una tormenta en el mar; hay que reconocer cada ola de emoción y abordarla con cuidado para garantizar una navegación segura.

1. Reconocimiento de emociones :
El primer paso para navegar por una situación cargada de emociones es reconocer las emociones presentes, ya sean las del paciente, las de su familia o incluso las propias. Aceptar que estos sentimientos son naturales y válidos crea un espacio para la comprensión mutua.

2. Escucha activa :
Ofrecer un oído atento, sin interrumpir ni juzgar, puede aliviar a menudo la tensión. La escucha activa demuestra a los pacientes y sus familiares que sus sentimientos son escuchados y respetados.

3. Validación :
Un simple "entiendo que esto sea difícil para ti" o "tus sentimientos son totalmente válidos" puede reconfortarte enormemente. Validar las emociones no significa necesariamente estar de acuerdo, sino reconocer los sentimientos de la otra persona.

4. Mantén la calma:
En un mar tumultuoso de emociones, el profesional sanitario debe ser el faro que irradie calma y estabilidad. Respirar hondo, practicar la atención plena y recordar que

hay que estar centrado pueden ayudar a mantener esta serenidad.

5. Utilice un lenguaje claro y tranquilizador:
Elegir las palabras con cuidado, evitar la jerga médica y utilizar un tono tranquilizador puede facilitar la comunicación y reducir la ansiedad.

6. Establecimiento de límites :
Aunque la empatía y la comprensión son esenciales, también es importante establecer límites claros, sobre todo si el paciente o la familia se vuelven agresivos o abusivos.

7. Pedir ayuda :
Si la situación se vuelve demasiado difícil para manejarla solo, no dudes en pedir apoyo o mediación a un colega, supervisor o incluso a un profesional de la salud mental.

8. Autorreflexión :
Tras superar una situación emocional, tómate un momento para reflexionar. ¿Cómo te sientes? ¿Hay algo que podrías haber hecho de otra manera? La autorreflexión es una poderosa herramienta de crecimiento personal y profesional.

9. Apoyo emocional :
Cuídate. Enfrentarse a situaciones cargadas de emoción puede dejar un poso emocional. Hablar con los compañeros, consultar a un consejero o practicar técnicas de relajación puede ayudarte a gestionar este estrés.

Navegar por las agitadas aguas de las situaciones emocionales es sin duda uno de los retos más exigentes, pero también uno de los más gratificantes, de la profesión médica. Es en esos momentos cuando realmente se puede tocar la vida de alguien, llevar consuelo en medio del dolor y ser el faro en la tormenta.

Recursos y apoyo
para enfermeras en situaciones difíciles.

Las enfermeras, como muchos otros profesionales sanitarios, se enfrentan a menudo a situaciones intensas y emocionalmente desafiantes. Estos momentos pueden dejar huellas duraderas, que a veces conducen al agotamiento, la ansiedad o incluso la depresión. Sin embargo, en el centro de estos retos se encuentran oportunidades de crecimiento, apoyo y resiliencia. He aquí cómo las enfermeras pueden encontrar recursos y apoyo para navegar por estas aguas tumultuosas.

1. Supervisión clínica :
La supervisión ofrece a los enfermeros un espacio para debatir casos difíciles, compartir preocupaciones y pedir consejo. Es una oportunidad para aprender, reflexionar y crecer profesionalmente en un entorno de apoyo.

2. Grupos de apoyo :
Unirse o formar un grupo de apoyo para enfermeras puede ser increíblemente beneficioso. Estos grupos ofrecen una plataforma para compartir experiencias, estrategias de afrontamiento y recursos.

3. Terapia individual :
Algunas enfermeras pueden beneficiarse de la terapia individual para hacer frente a experiencias especialmente traumáticas o para gestionar problemas personales que interfieren en su trabajo.

4. Formación en gestión del estrés :
Los talleres o la formación en técnicas de gestión del estrés, como la atención plena, la meditación o la relajación progresiva, pueden ayudar a los enfermeros a gestionar las tensiones inherentes a su profesión.

5. Recursos en línea :
Hay muchos foros, blogs y sitios web dedicados a apoyar a las enfermeras. Estas plataformas pueden ofrecer consejos, testimonios y recursos para ayudar a los enfermeros en los momentos difíciles.

6. Tutoría :
Las enfermeras más experimentadas pueden ofrecer un valioso apoyo a las novatas como mentoras, compartiendo sus experiencias, conocimientos y estrategias de afrontamiento.

7. Equilibrio trabajo-vida privada :
Es esencial tomarse tiempo para uno mismo, recargar las pilas y volver a conectar con actividades y pasiones fuera del trabajo. Este equilibrio puede ayudar a prevenir el agotamiento y renovar la energía.

8. Servicios de asistencia al empleado :
Muchos hospitales e instituciones médicas ofrecen servicios de asistencia al empleado, que pueden proporcionar una gama de recursos que van desde el asesoramiento a la asesoría financiera o jurídica.

9. Formación continua :
La educación y formación continuas pueden aumentar la confianza de los enfermeros, ayudarles a sentirse más competentes ante los retos y darles nuevas herramientas para gestionar situaciones difíciles.

10. Redes profesionales :
Asistir a conferencias, talleres y actos profesionales no sólo puede ampliar los conocimientos y competencias de los enfermeros, sino que también les brinda la oportunidad de conocer a colegas, compartir experiencias y crear una red de apoyo.

Trabajar como enfermera es a la vez un reto y una bendición. Es un trabajo en el que tocas la vida de las personas, en el que cada día es una nueva oportunidad de aportar curación, consuelo y esperanza. Pero también es un trabajo exigente que requiere apoyo, recursos y una atención constante al propio bienestar.

Capítulo 22

EL FUTURO DE LA FORMACIÓN EN ENDOCRINOLOGÍA

Avances educativos y formatos de formación.

A lo largo del tiempo, la educación ha experimentado innumerables transformaciones, moldeadas por los avances tecnológicos, la evolución de las necesidades sociales y los descubrimientos pedagógicos. Mientras que antes la educación consistía fundamentalmente en la transmisión unidireccional de conocimientos, desde entonces los avances pedagógicos han adoptado métodos más interactivos, personalizados y centrados en el alumno.

El aula tradicional, con sus filas de pupitres frente a un profesor dominante, ha ido dando paso a espacios de aprendizaje más flexibles y colaborativos. Las mesas redondas, los espacios modulares y los entornos equipados tecnológicamente fomentan ahora el debate, el trabajo en equipo y un enfoque más holístico de la educación.

Con la llegada de la tecnología digital, los formatos de formación también han experimentado una revolución. Los cursos en línea, ya sean MOOC o plataformas de aprendizaje especializadas, han democratizado el acceso a la educación, permitiendo a cualquier persona con conexión a internet sumergirse en multitud de materias. Estos formatos no solo han facilitado el aprendizaje a tu propio ritmo, sino que también han introducido métodos de enseñanza innovadores como los juegos serios, la realidad virtual y la simulación.

El aprendizaje basado en proyectos y problemas también ha cuestionado el modelo tradicional de memorización y recitación. En lugar de centrarse en la mera retención de información, este enfoque hace hincapié en la resolución de problemas concretos, la aplicación de los conocimientos y el desarrollo de capacidades como el pensamiento crítico, la creatividad y la colaboración.

Pero más allá de los formatos y los métodos, lo que ha evolucionado es la filosofía subyacente de la educación. Hemos pasado de ver la educación como una preparación para la vida a verla como la vida misma. El viaje de aprendizaje ya no se ve como una línea recta que va del punto A al punto B, sino como un viaje en espiral, en el que el aprendizaje es continuo, iterativo y adaptado a las necesidades cambiantes del individuo.

Así pues, al contemplar los avances educativos y los formatos de formación actuales, no podemos sino maravillarnos ante la riqueza de oportunidades de aprendizaje que tenemos a nuestra disposición. La educación, en su perpetua búsqueda de la mejora, la innovación y la adaptación, sigue reinventándose, dando testimonio de su papel central en la evolución de nuestra sociedad.

El papel de la simulación en la formación.

La simulación, antes relegada a los confines de la formación profesional especializada, ha pasado a ocupar un lugar destacado en la educación moderna. Ofrece un puente entre la teoría y la práctica, un espacio donde el error, lejos de ser punitivo, se convierte en una valiosa oportunidad de aprendizaje.
Imagine a un estudiante de medicina que, antes incluso de tocar a un paciente, puede realizar una compleja intervención quirúrgica en un maniquí hiperrealista, o a un piloto que se enfrenta a situaciones de emergencia en la cabina virtual de un simulador antes de ponerse a los mandos de un avión real. Este es el poder de la simulación: crea un entorno seguro y controlado en el que los alumnos pueden adquirir destrezas, tomar decisiones y, sobre todo, aprender de sus errores sin consecuencias reales.

Pero la simulación va mucho más allá de estos ejemplos evidentes. Gracias a los avances tecnológicos, se ha infiltrado en campos muy diversos. Los juegos de rol corporativos, por ejemplo, simulan situaciones profesionales para desarrollar habilidades de comunicación o negociación. En arquitectura, los estudiantes pueden utilizar la realidad virtual para "pasear" por las estructuras que han diseñado, evaluando la estética y la funcionalidad antes de dar la primera palada.

Lo que hace tan rica a la simulación es su adaptabilidad. Puede ser tan sencilla como un juego de rol o tan compleja como una reconstrucción totalmente inmersiva mediante realidad aumentada. Sea cual sea su forma, responde a una necesidad fundamental de la educación: transformar los conocimientos pasivos en competencias activas.

Una de las principales ventajas de la simulación es que sitúa al alumno en el centro del proceso de aprendizaje. Ya no se trata de memorizar pasivamente la información, sino de participar activamente, tomar decisiones, interactuar y experimentar. La simulación hace que el aprendizaje sea tangible, concreto y arraigado en la realidad, aunque sea reconstruida.

Sin embargo, como cualquier método de enseñanza, la simulación tiene sus límites. Requiere recursos, desde equipos caros hasta los conocimientos necesarios para crear escenarios realistas. Además, nunca podrá reproducir a la perfección la complejidad e imprevisibilidad del mundo real. Sin embargo, cuando se utiliza correctamente, la simulación sigue siendo una herramienta inestimable, un trampolín que permite a los alumnos pasar de la teoría a la práctica con confianza y destreza.

En la era de la tecnología digital, en la que la información abunda pero la experiencia suele ser limitada, la simulación se está consolidando como pilar de la formación moderna, recordándonos que a veces la mejor forma de aprender es haciendo, aunque sea en un mundo reconstruido.

Autoformación y las nuevas tecnologías.

En el flujo continuo de la era digital, donde el conocimiento está al alcance de un clic, el autoaprendizaje, alimentado por las nuevas tecnologías, se perfila como un faro que guía a los alumnos hacia horizontes antes inexplorados. El aprendizaje ya no se limita estrictamente a las paredes de un aula o a las páginas de un libro de texto. Es dinámico, interactivo y, sobre todo, se adapta al ritmo de cada individuo.

El autoaprendizaje, como su nombre indica, es un proceso por el que las personas toman las riendas de su propio aprendizaje. Y en este viaje, las nuevas tecnologías son el compañero ideal. Las plataformas de e-learning, los MOOC (Massive Open Online Courses), los podcasts educativos, los foros especializados e incluso los vídeos de YouTube son recursos que han transformado nuestra forma de aprender, haciendo que la educación sea más accesible y personalizable.

El poder de las nuevas tecnologías reside en su capacidad para derribar las barreras tradicionales de la educación. ¿Le gustaría aprender a programar a medianoche? ¿O seguir un curso de astrofísica de Harvard desde la comodidad del salón de tu casa? Todo es posible. Estas herramientas ofrecen una flexibilidad sin precedentes, permitiendo a los alumnos elegir qué quieren estudiar, cuándo y cómo.

Las tecnologías también han potenciado el aspecto interactivo del aprendizaje. Con las simulaciones, los juegos educativos e incluso la realidad virtual, el alumno deja de ser un mero espectador para convertirse en protagonista de su formación. Esta interactividad, combinada con la inmediatez del feedback, permite adaptar y ajustar el aprendizaje en tiempo real, maximizando la eficacia de cada sesión de estudio.

Pero el aprendizaje autodirigido, aunque emancipador, también tiene sus retos. Sin un marco claro, la motivación puede decaer. La abundancia de información también puede resultar abrumadora y dificultar la distinción entre fuentes fiables y contenidos menos rigurosos. Y lo que es más, la falta de interacción humana directa puede, para algunos, hacer que la experiencia resulte aislante.

Sin embargo, estos retos no desvirtúan en absoluto el potencial revolucionario de las nuevas tecnologías en el autoaprendizaje. De hecho, subrayan la importancia de un enfoque equilibrado, en el que las herramientas tecnológicas se complementen con momentos de reflexión, debate e intercambio con los demás.

El autoaprendizaje en la era digital es un delicado baile entre el individuo y la tecnología. Invita a la curiosidad y la autonomía, al tiempo que nos recuerda la importancia de la comunidad y de compartir. En este paisaje en constante cambio, una cosa sigue siendo cierta: el aprendizaje es un viaje sin fin y, gracias a las nuevas tecnologías, el camino es más apasionante que nunca.

La importancia de la información y la formación continua.

La adquisición de conocimientos nunca termina realmente al final de un curso de formación inicial o de un programa académico. Al contrario, la vida laboral, con todos sus retos, innovaciones y cambios, es un recordatorio constante de que el aprendizaje es un proceso continuo. En este contexto, la retroalimentación y la formación continua son dos pilares esenciales de esta búsqueda perpetua de mejora y adaptación.

La retroalimentación, al recoger las lecciones aprendidas de situaciones pasadas, ya sean éxitos o fracasos, tiene un valor incalculable. Ofrece una visión retrospectiva, un espejo en el que individuos y organizaciones pueden reflexionar sobre sí mismos, identificar áreas de mejora y consolidar las buenas prácticas. Es un enfoque introspectivo que convierte cada situación en una oportunidad de aprendizaje. Al evitar la repetición de errores pasados y capitalizar los éxitos, REX fomenta un crecimiento profesional y organizativo sostenido.

La formación continua es una respuesta proactiva a un mundo en constante cambio. Con los avances tecnológicos, la evolución del mercado y los cambios socioculturales, es vital que los profesionales se mantengan al día, adquieran nuevas competencias y se adapten a las realidades cambiantes de su profesión. La formación continua no es sólo una actualización de conocimientos; es una expresión de curiosidad profesional, un deseo de superación y de seguir siendo relevante en un entorno competitivo.

La interacción entre estos dos pilares, el feedback y la formación continua, es sinérgica. El feedback orienta a menudo las necesidades de formación, al identificar las lagunas o las áreas que requieren refuerzo. A la inversa, la formación continua, al exponer a los profesionales a nuevos métodos, tecnologías o prácticas, puede generar nueva retroalimentación, alimentando un círculo virtuoso de mejora continua.

Hay que subrayar que la humildad y la amplitud de miras son primordiales en este proceso. Aceptar las críticas, admitir los errores y abrazar el cambio requiere madurez profesional. Es una invitación a ver más allá del ego, a reconocer que el aprendizaje es un viaje, no un destino.

En última instancia, la retroalimentación y la formación continua nos recuerdan que la profesionalidad no es una cualidad estática. Es una dinámica, un compromiso para evolucionar, crecer y adaptarse. En un mundo en el que el cambio es la única constante, este compromiso con el aprendizaje y el desarrollo es más que una necesidad: es un imperativo.

Capítulo 23

PERSPECTIVAS DE FUTURO E INNOVACIONES

El papel cambiante de la enfermera en endocrinología.

La endocrinología, la rama de la medicina que se centra en las glándulas endocrinas y las hormonas, ha experimentado profundos cambios en las últimas décadas. Paralelamente a estos avances, el papel de la enfermera endocrinóloga también ha cambiado, ampliando sus competencias y responsabilidades dentro de esta especialidad médica.

Históricamente, la enfermera de endocrinología se encargaba principalmente de tareas clínicas básicas: administrar medicación, controlar las constantes vitales y educar a los pacientes sobre su enfermedad. Pero con el tiempo y los avances de la ciencia médica, esta visión limitada ha evolucionado hasta convertirse en una función mucho más completa y versátil.

Uno de los primeros avances notables fue el desarrollo y dominio de técnicas específicas de la endocrinología. Por ejemplo, el manejo de bombas de insulina y monitores continuos de glucosa se ha convertido en una habilidad esencial para las enfermeras que trabajan con pacientes diabéticos.

Además, se ha reforzado considerablemente el papel educativo de las enfermeras. La educación terapéutica, basada en enseñar a los pacientes las particularidades de su enfermedad, su tratamiento y las medidas de autocontrol, ha pasado a ser fundamental. El objetivo de este enfoque es aumentar la autonomía de los pacientes, permitiéndoles comprender mejor su enfermedad y actuar en consecuencia para preservar su salud.

Los avances tecnológicos también han influido en la profesión. Con la llegada de la telemedicina, las enfermeras de endocrinología pueden ahora supervisar a los pacientes a distancia, proporcionándoles asesoramiento y apoyo sin las limitaciones de una consulta física.

Es más, el papel de la enfermera se ha ampliado para incluir la coordinación de los cuidados. A menudo son la interfaz entre el paciente, el endocrinólogo y otros profesionales sanitarios como dietistas, podólogos y psicólogos. Esta función de coordinación es especialmente importante en el tratamiento de enfermedades crónicas como la diabetes, en las que es esencial un enfoque multidisciplinar.

Por último, se ha afirmado la dimensión psicológica y emocional del papel de la enfermera. Las enfermedades endocrinas, con su impacto potencial en aspectos tan variados como el crecimiento, la reproducción y el metabolismo, pueden tener profundas repercusiones en la calidad de vida de los pacientes. La enfermera de endocrinología está en primera línea, proporcionando apoyo psicológico, escuchando, tranquilizando y, si es necesario, orientando.

La evolución del papel de la enfermera de endocrinología refleja la creciente complejidad y riqueza de esta especialidad médica. La enfermera ha pasado de ser una simple operadora a convertirse en un agente sanitario de pleno derecho, esencial para la atención global e individualizada del paciente endocrino.

Nuevas tecnologías y su impacto.

En los albores del siglo XXI, las nuevas tecnologías, a través de sus innovaciones disruptivas, han dado forma a casi todos los aspectos de nuestra vida cotidiana, influyendo en nuestro comportamiento, cambiando nuestras sociedades y redefiniendo industrias enteras. Su impacto es multidimensional, oscilando entre ventajas innegables y retos sin precedentes.

1. Comunicación:

Las redes sociales, la mensajería instantánea y las plataformas de vídeo han revolucionado nuestra forma de comunicarnos. Ahora estamos conectados a una red mundial, capaces de interactuar en tiempo real con alguien que se encuentra al otro lado del mundo. Esto ha facilitado el intercambio de información, la colaboración internacional y la rápida difusión de ideas. Sin embargo, también ha dado lugar a problemas de desinformación, ciberacoso y aislamiento virtual.

2. Educación:

El aprendizaje electrónico, los MOOC y las herramientas educativas interactivas han puesto la educación al alcance de millones de personas. Las barreras geográficas y financieras se están eliminando gradualmente. Sin embargo, esto plantea interrogantes sobre el valor del diploma tradicional, la homogeneidad de la enseñanza y el riesgo de disparidades en la calidad de la educación.

3. Salud:

La telemedicina, la genómica, los objetos conectados y la inteligencia artificial en medicina han revolucionado el diagnóstico, el tratamiento y el seguimiento de los pacientes. Sin embargo, esto plantea problemas de privacidad, seguridad de los datos y ética.

4. Trabajo:

La digitalización, la automatización y la inteligencia artificial han optimizado muchos procesos, dejando obsoletos algunos puestos de trabajo y creando otros nuevos. Aunque esto promete una mayor eficiencia, también suscita preocupación por la seguridad en el empleo, el aprendizaje permanente y la precariedad laboral.

5. Actividades de ocio:
Los videojuegos, la realidad virtual y las plataformas de streaming han enriquecido nuestro entretenimiento. Estas innovaciones ofrecen nuevas experiencias inmersivas, pero también están suscitando debates sobre la dependencia tecnológica, el impacto en la salud mental y la dilución de la cultura tradicional.

6. Medio ambiente:
Aunque la tecnología ha contribuido a ciertos problemas medioambientales, también es una parte esencial de la solución. Las innovaciones en energías renovables, gestión de residuos y agricultura sostenible podrían ser la clave para combatir el cambio climático.

7. La empresa:
Las nuevas tecnologías han redefinido nuestras relaciones sociales, nuestro concepto de intimidad e incluso nuestra percepción de la realidad. Han permitido un movimiento global hacia una mayor transparencia, pero también han avivado los debates sobre la vigilancia, la polarización social y la influencia de los gigantes tecnológicos.

El impacto de las nuevas tecnologías es a la vez fascinante y complejo. Aunque encierran un potencial increíble para mejorar la condición humana, requieren una reflexión cuidadosa, regulación y una ética rigurosa para garantizar que beneficien a todos, sin comprometer nuestros valores ni nuestra humanidad.

Investigación clínica :
una oportunidad para las enfermeras.

La investigación clínica está en el centro de los avances médicos y busca constantemente mejorar los cuidados, los tratamientos y las intervenciones para garantizar una mejor calidad de vida a los pacientes. Las enfermeras, al estar en primera línea de los cuidados al paciente, se encuentran en una posición ideal para participar activamente en este campo. La investigación clínica presenta multitud de oportunidades para las enfermeras, tanto para su desarrollo profesional como para mejorar los cuidados.

1. Contribución a la ciencia y a la calidad de la asistencia :
Las enfermeras tienen un conocimiento profundo y único de las necesidades de los pacientes, la dinámica de los cuidados y los retos clínicos. Al participar en la investigación, pueden ayudar a crear nuevos conocimientos, influir en los protocolos clínicos y contribuir a unos cuidados más informados y centrados en el paciente.

2. Desarrollo profesional :
La investigación clínica ofrece a los enfermeros la oportunidad de diversificar su carrera profesional. Pueden convertirse en enfermeras investigadoras, coordinadoras de estudios clínicos o consultoras especializadas. Esto les permite adquirir nuevas competencias, como redacción científica, gestión de proyectos y bioestadística.

3. Impacto en la política sanitaria :
Con datos empíricos, las enfermeras pueden influir en los responsables de la toma de decisiones, defender políticas sanitarias basadas en pruebas y promover cambios en los sistemas sanitarios.

4. Colaboración interprofesional :
La investigación clínica refuerza la colaboración entre los distintos profesionales sanitarios. Las enfermeras pueden trabajar con médicos, farmacéuticos, estadísticos y otros especialistas, fomentando un enfoque multidisciplinar de los problemas clínicos.

5. Autonomía y liderazgo :
La participación en la investigación refuerza el papel de la enfermera como líder de la atención sanitaria. Sitúa a las enfermeras como contribuyentes clave a la ciencia médica y destaca el valor de su perspectiva en el proceso de investigación.

6. Educación y formación :
La participación en la investigación clínica permite a los enfermeros mantenerse a la vanguardia de los conocimientos médicos. También pueden convertirse en formadores o conferenciantes, compartiendo sus descubrimientos con colegas o con la próxima generación de enfermeros.

7. Satisfacción laboral :
Participar en el descubrimiento de nuevas intervenciones, la mejora de los cuidados o la resolución de retos clínicos puede aportar una gran satisfacción profesional. Es una oportunidad para que los enfermeros vean de primera mano el impacto de su trabajo en la vida de los pacientes.

La investigación clínica es un campo rico en oportunidades para las enfermeras. Les permite desarrollarse profesionalmente, mejorar la atención al paciente y contribuir de forma significativa a la ciencia médica y la salud pública. En un mundo médico en constante cambio, la participación de las enfermeras en la investigación clínica es más esencial que nunca.

Conclusión

LA IMPORTANCIA DE LA DEDICACIÓN, EMPATÍA Y COMPETENCIA EN LOS CUIDADOS PACIENTES ENDOCRINOS.

En el vasto mundo de la medicina, atender a pacientes con trastornos endocrinos es una tarea delicada que requiere algo más que habilidades técnicas. El viaje del paciente a través del laberinto de hormonas y glándulas suele estar marcado por emociones intensas, incertidumbres y una búsqueda del equilibrio. Por eso, dedicación, empatía y habilidad son tres pilares esenciales para atender a estos pacientes con respeto y eficacia.

La dedicación es el ancla sólida que mantiene a los enfermeros al servicio del bienestar del paciente. Estos trastornos, que a menudo son crónicos, requieren una atención prolongada, en la que el seguimiento, la adaptabilidad y el compromiso constante se vuelven cruciales. Los pacientes endocrinos pueden pasar por una montaña rusa emocional y fisiológica, y la dedicación de la enfermera garantiza una presencia constante, tranquilizadora y decidida en cada paso del camino.

Sin embargo, la habilidad pura no basta. La empatía, la capacidad de ponerse en el lugar del paciente, de sentir y comprender sus emociones, es la luz que ilumina el camino. Los desequilibrios hormonales pueden tener un profundo impacto en el estado de ánimo, la autopercepción y la calidad de vida. Frente a ello, la empatía proporciona un espacio seguro en el que el paciente se siente escuchado, validado y comprendido. Es en este espacio donde puede comenzar la curación emocional, junto con las intervenciones médicas.

Y, por supuesto, en el centro de todo está la experiencia. Los trastornos endocrinos son complejos, están interconectados y requieren un conocimiento profundo para su tratamiento adecuado. Cada paciente es único y su respuesta al tratamiento puede variar considerablemente. La competencia garantiza que la enfermera no sólo esté bien informada, sino que también sea capaz de utilizar estos conocimientos de forma adaptativa, adaptando los cuidados a las necesidades específicas de cada paciente.

Cuando estos tres pilares -dedicación, empatía y competencia- se combinan armoniosamente, forman la trinidad de la atención auténtica. Para el paciente endocrino, esto significa ser tratado con dignidad, recibir una atención de calidad y sentirse apoyado en todo momento, sean cuales sean los retos a los que se enfrente. En el delicado mundo de la endocrinología, estas tres cualidades no son sólo deseables; son esenciales para proporcionar una atención verdaderamente holística.

Glosario de términos médicos.

El campo de la medicina es rico en terminología específica. He aquí un glosario simplificado de algunos términos médicos de uso común. Tenga en cuenta que esta lista no es ni mucho menos exhaustiva, y se recomienda consultar fuentes médicas especializadas para obtener una definición más detallada.

A

Anemia: Reducción del número de glóbulos rojos en la sangre.

Antibiótico: Medicamento utilizado para tratar infecciones bacterianas.

Aséptico: Ausencia de microorganismos patógenos.

B

Biopsia: extracción de una pequeña muestra de tejido para su examen microscópico.

Bronquitis: Inflamación de los bronquios.

C

Cardiología: Estudio del corazón y sus enfermedades.

Cirugía: Práctica médica que implica intervenciones manuales e instrumentales sobre un paciente.

Cianosis: coloración azulada de la piel debida a la falta de oxígeno.

D

Diabetes: Enfermedad caracterizada por una producción insuficiente de insulina o una mala utilización de ésta por el organismo.

Diálisis: proceso de purificación de la sangre para las personas que sufren insuficiencia renal.

E

Ecografía: Técnica de diagnóstico por imagen que utiliza ondas sonoras para crear imágenes de los órganos internos.

Endocrinología: Estudio de las glándulas endocrinas y las hormonas.

F

Fibrosis: Formación excesiva de tejido fibroso en un órgano.

Fractura: Rotura o fractura de un hueso.

G

Gastroenterología: Estudio del estómago y el intestino.

Genoma: el ADN completo de un organismo.

H

Hematología: Estudio de la sangre y los trastornos sanguíneos.

Hipertensión: tensión arterial alta.

I

Inmunología: Estudio del sistema inmunitario.

Infección: invasión y multiplicación de microorganismos patógenos en el organismo.

J

Ictericia: coloración amarillenta de la piel debida a una acumulación de bilirrubina.

K

Quiste: masa anormal que contiene material líquido o semisólido.

L

Leucemia: cáncer de la sangre que afecta a los glóbulos blancos.

M

Mamografía: radiografía de la mama.

Metabolismo: conjunto de reacciones químicas que tienen lugar en un organismo vivo.

N

Neurología: Estudio del sistema nervioso.

Nefrología: Estudio de los riñones.

O

Oncología: Estudio de los tumores y el cáncer.

Osteoporosis: Reducción de la densidad ósea, haciendo que los huesos se vuelvan quebradizos.

P

Pediatría: Rama de la medicina que se ocupa de los niños.

Farmacología: Estudio de los fármacos y sus efectos.

Q

Cuadrante: Una de las cuatro partes iguales de un área o superficie.

R

Radiología: Estudio de los rayos X para diagnosticar y tratar enfermedades.

Reumatología: Estudio de las enfermedades de las articulaciones.

S

Suero: La parte líquida de la sangre sin las células.

Síntoma: Manifestación de una enfermedad experimentada por el paciente.

T

Trombosis: Formación de un coágulo de sangre en el interior de un vaso sanguíneo.

Toxicología: Estudio de venenos y toxinas.

U

Urología: Estudio de los riñones, los uréteres, la vejiga y la uretra.

Úlcera: Herida abierta en la piel o en las mucosas.

V

Vacunación: Administración de una vacuna para inducir inmunidad contra una enfermedad específica.

Virología: Estudio de los virus.

W

CMB (glóbulos blancos): Glóbulos blancos.

X

Xenotrasplante: trasplante de órganos de una especie a otra.

Y

Yersinia: un tipo de bacteria, algunas de las cuales pueden causar peste.

Z

Zoonosis: Enfermedad transmisible de los animales al hombre.

Este glosario ofrece una introducción a algunos términos médicos esenciales, pero la terminología médica es amplia y compleja. Se recomienda consultar fuentes especializadas para obtener definiciones más detalladas.

Recursos para la formación continua.

La formación continua es esencial para los profesionales sanitarios. Les permite mantenerse al día de los avances médicos, mejorar sus competencias y responder a las necesidades cambiantes de los pacientes. He aquí una lista de recursos para facilitar la formación continua en el ámbito médico:

1. Instituciones académicas :
   Universidades y facultades de medicina: suelen ofrecer programas de formación continua para profesionales sanitarios.
   Centros de formación clínica: Estos establecimientos están especialmente diseñados para ofrecer formación práctica en técnicas médicas de vanguardia.
2. Organizaciones profesionales :
   Organismos profesionales: organizan periódicamente seminarios, talleres y conferencias.
   Asociaciones médicas: por ejemplo, la Asociación Médica Mundial y la Asociación Médica Americana ofrecen recursos y programas de formación.
3. Plataformas en línea :
   MOOCs: Plataformas como Coursera, edX y Udemy ofrecen cursos sobre diversas materias médicas.
   Seminarios web: muchas organizaciones ofrecen seminarios web en directo o grabados con fines de formación.
4. Publicaciones profesionales :
   Revistas médicas: publicaciones como "New England Journal of Medicine" o "The Lancet" presentan las últimas investigaciones.
   Boletines profesionales: estos recursos ofrecen actualizaciones periódicas sobre tendencias y novedades en el sector.
5. Talleres y conferencias :

Seminarios locales: estos actos ofrecen la oportunidad de aprender de forma interactiva.

Conferencias nacionales e internacionales: brindan la oportunidad de escuchar a expertos mundiales y establecer contactos con otros profesionales.

6. Recursos institucionales :

Centros de investigación: pueden ofrecer programas de formación sobre nuevas técnicas de investigación.

Hospitales y clínicas: estos establecimientos pueden disponer de programas internos para formar a su personal.

7. Formación especializada :

Cursos de certificación: para competencias especializadas, por ejemplo en imagen médica o cirugía robótica.

Talleres prácticos: sesiones en las que los profesionales pueden practicar nuevas habilidades bajo la supervisión de expertos.

8. Recursos gubernamentales :

Agencias sanitarias nacionales: como la FDA en Estados Unidos o la ANSM en Francia, que pueden ofrecer recursos y formación sobre normativas y directrices.

9. Libros y manuales :

Publicaciones académicas: muchas editoriales publican libros sobre avances médicos, directrices clínicas y buenas prácticas.

10. Redes sociales profesionales :

Foros y grupos: En plataformas como LinkedIn o ResearchGate, donde los profesionales pueden intercambiar información, hacer preguntas y compartir recursos.

La formación continua es una inversión a largo plazo para todos los profesionales sanitarios. No sólo garantiza una mejor calidad asistencial para los pacientes, sino que también refuerza la confianza y la experiencia del profesional en su campo.

Más información.

Una bibliografía sólida es esencial si quiere aprender más sobre endocrinología. He aquí una lista de libros y revistas recomendados para quienes deseen profundizar en este campo:

Libros :

"Williams Textbook of Endocrinology" de Shlomo Melmed, Ronald Koenig, et al.

Una referencia esencial que cubre los aspectos fundamentales y clínicos de la endocrinología.

"Endocrinología: Adulto y Pediátrica" por J. Larry Jameson y Leslie J. De Groot.

Un libro completo sobre endocrinología para pacientes adultos y pediátricos.

"Greenspan's Basic & Clinical Endocrinology" por David G. Gardner y Dolores Shoback.

Una introducción concisa pero completa a la endocrinología clínica.

"Endocrinología clínica y diabetes: An Illustrated Colour Text" de Miles Levy, Andrew Lansdown y Robert D. Murray.

Un libro visualmente atractivo que ofrece una introducción a la endocrinología clínica y la diabetes.

"La tiroides y sus enfermedades: A Comprehensive Guide for the Clinician" de Markus Luster, Leonidas H. Duntas y Leonard Wartofsky.

Un libro centrado en la tiroides, una de las glándulas más esenciales del sistema endocrino.

Revistas :

"Revista de Endocrinología Clínica y Metabolismo (JCEM)".

Revista líder que publica investigaciones originales sobre endocrinología clínica.

"Revisiones endocrinas

Proporciona revisiones en profundidad de la investigación actual en endocrinología.

"European Journal of Endocrinology

Abarca una amplia gama de temas relacionados con la endocrinología clínica y fundamental.

"Investigación hormonal en pediatría

Centrada en la endocrinología pediátrica, esta revista es un valioso recurso para los profesionales que trabajan con niños.

"Tiroides

Revista dedicada a la investigación tiroidea, desde los aspectos fundamentales hasta las aplicaciones clínicas.

Recursos en línea :

Sociedad de Endocrinología (www.endocrine.org)

Ofrece diversos recursos, como directrices clínicas, seminarios web y cursos en línea.

Asociación Americana de Endocrinólogos Clínicos (www.aace.com)

Ofrece directrices, formación e información sobre las próximas conferencias.

Cuando busque recursos, siempre es una buena idea comprobar la fecha de publicación para asegurarse de que la información está actualizada, especialmente en un campo en constante evolución como la endocrinología.

www.ingramcontent.com/pod-product-compliance
Lightning Source LLC
Chambersburg PA
CBHW072143290526
45794CB00004B/1403